AYURVEDA
O CAMINHO DA SAÚDE

Maria Inês Marino
Walkyria A. Giusti Dambry

AYURVEDA
O CAMINHO DA SAÚDE

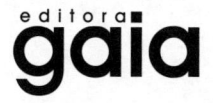

© Maria Inês Marino e Walkyria A. Giusti Dambry, 2004
1ª Edição, Editora Gaia, São Paulo 2004
3ª Reimpressão, 2022

Jefferson L. Alves – diretor editorial
Richard A. Alves – diretor-geral
Ana Cristina Teixeira – assistente editorial
Flávio Samuel – gerente de produção
Ana Cristina Teixeira e Cláudia Eliana Aguena – revisão
Leticia de Moraes Aquino e Avelino Guedes – ilustrações
Eduardo Okuno – capa
Mauricio Negro – ilustrações de capa
Lúcia Helena S. Lima – editoração eletrônica

Na Editora Gaia, publicamos livros que refletem
nossas ideias e valores: Desenvolvimento humano /
Educação e Meio Ambiente / Esporte / Aventura /
Fotografia / Gastronomia / Saúde / Alimentação e
Literatura infantil.

Dados Internacionais de Catalogação na Publicação (CIP)
(Câmara Brasileira do Livro, SP, Brasil)

Marino, Maria Inês
    Ayurveda: o caminho da saúde / Maria Inês Marino, Walkyria A.
Giusti Dambry; [ilustrações Avelino Guedes, Letícia de Moraes Aquino].
– São Paulo: Gaia, 2004.

    Bibliografia
    ISBN 978-85-7555-037-3

    1. Medicina alternativa 2. Medicina Ayurveda 3. Medicina – Índia
I. Dambry, Walkyria A. Giusti. II. Guedes, Avelino. III. Aquino, Letícia
de Moraes. IV. Título.

04-6702   CDD-615.53

Índices para catálogo sistemático:

1. Medicina ayurvédica : Medicina alternativa   615.53
2. Medicina védica : Medicina alternativa   615.53

Obra atualizada conforme o
NOVO ACORDO ORTOGRÁFICO DA LÍNGUA PORTUGUESA

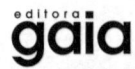

Editora Gaia Ltda.
Rua Pirapitingui, 111-A — Liberdade
CEP 01508-020 — São Paulo — SP
Tel.: (11) 3277-7999
e-mail: gaia@editoragaia.com.br

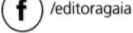

(g) globaleditora.com.br   (f) /editoragaia
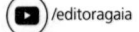   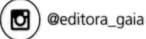
(▶) /editoragaia   (◉) @editora_gaia
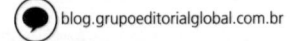
(●) blog.grupoeditorialglobal.com.br

Nº de Catálogo: **2573**

ayurveda

o caminho da saúde

NOSSOS AGRADECIMENTOS

Alberto de Carvalho Alves

Arnaldo Caldeira de Andrade

Camilo Augusto Sequeira

Gisele Marino Totaro

Ivaldo Bertazzo

Lionel Lucien Dambry

Leticia de Moraes Aquino

Sergio Mingrone

Nossos clientes

e também aos anos de experiência e à inspiração divina sempre presente em nossos pensamentos e no nosso trabalho.

Àqueles que fazem eu ser e estar...
José e Rosalina, meus pais, amor e
presença em todos os momentos.
Grací, minha irmã e amiga incondicional.
Vicente, meu irmão, apoio e altruísmo.
Graça, carinho e cumplicidade fraternal.
Henfil (*in memoriam*), personagem
marcante que deixou boas sementes.

Maria Inês Marino

Para aqueles que fazem minha vida acontecer...
Iracy e Waldir, meus pais, acolhimento
e compreensão em todas as horas
Wylds, meu irmão, apoio e segurança
para minha formação.
Lionel, meu marido, amor e confiança incondicional.
Cynthia e André, meus filhos,
ternura e esperança em cada olhar.

Walkyria Dambry

SUMÁRIO

PREFÁCIO

Este livro surge em um momento em que a sobrevivência digna da raça humana no globo terrestre corre perigo. Apesar de sermos a "única espécie animal que não está em extinção", segundo alguns demógrafos radicais, a nossa sobrevivência como espécie está longe de ser "digna". Temos uma esperança de vida média mais longa do que nossos ancestrais, porém em condições frequentemente lamentáveis. Talvez mesmo devido ao excesso populacional. Considerando não mais do ponto de vista da espécie, mas do indivíduo, este também leva uma vida cada vez mais alienada da natureza, uma vida fragmentada em que corpo, mente, espírito não se encontram harmoniosamente. Mais do que nunca este é o momento de voltarmos a nos apoiar sobre conhecimentos ancestrais em que a saúde física e mental do ser humano era considerada como algo a ser tratado numa totalidade, porém em sua individualidade específica e sem perder de vista o "plano cósmico e espiritual". Se por um lado sofremos as consequências de uma superpopulação, com seus efeitos poluentes, de outro lado existe um grande desconhecimento por parte do indivíduo sobre como preservar a integridade da sua saúde corporal em relação ao seu desenvolvimento pessoal.

Ao longo deste livro, as autoras repetem muitas vezes que a Medicina Ayurvédica é acima de tudo um sistema de saúde que age na *prevenção* de doenças e *manutenção* do bem-estar. A conquista do "bem-estar" parece ser talvez uma das prioridades que dificilmente encontra seu lugar em nosso mundo. Ela exige a modificação de nossos hábitos cotidianos e deve necessariamente levar em consideração relações de equilíbrio global, que vão além do nosso corpo individual, incluindo equilíbrio com as determinações da natureza e do século em que vivemos.

As medicinas globalistas – ayurveda, chinesa, homeopatia etc. – procuram ampliar no indivíduo uma outra compreensão do que seja a saúde, relacionando seu "mal-estar" passageiro, ou crônico, com suas próprias heranças genéticas, suas necessárias adaptações às fases de nossas vidas, a fatores de meio ambiente. Enfim, como adaptarmos nosso potencial ao que a vida atual exige de nós e aos limites aos quais de alguma forma nos submete?

O processo terapêutico das medicinas holísticas confronta o pragmatismo e a eficiência da medicina ocidental ao sentimento humano de que nossa saúde depende de relações de equilíbrio no interior da totalidade de nosso ser físico e mental, além do equilíbrio com outras realidades externas a ele e que têm repercussões sobre ele. O projeto humano engloba, para seu desenvolvimento: compromisso individual, conhecimento de si, da sociedade e do desenvolvimento da espécie. Deve considerar ademais o conjunto das dependências do homem em relação à natureza, ao planeta e até mesmo ao cosmos.

A Medicina Ayurvédica na Índia não é uma medicina "de comadre". Atravessou a prova prática de séculos de resultados positivos no tratamento da saúde dos que a seguem, e está constantemente revendo e incluindo novos produtos fitoterapêuticos. Exige de seu praticante formação universitária. Em seguida, o estudante deve dedicar alguns anos à experiência clínica em hospitais. Nesses hospitais ayurvédicos alguns se especializam em medicina ortopédica – outros à clínica geral.

Simultaneamente existe um ensinamento técnico destinado a massagistas e enfermeiros, pois é necessário um grande número de terapeutas para os cuidados corporais exigidos por essa medicina – que é mais do que apenas medicina, é uma filosofia de vida.

A Ayurveda sustenta uma das indústrias fitoterápicas mais refinadas do mundo, processando remédios e óleos de massagem, unguentos.

Após um diagnóstico elaborado, baseado na constituição do paciente, o médico decide quais óleos devem ser utilizados nas suas fricções diárias, prescreve modificações na sua alimentação, nos seus hábitos cotidianos de higiene e respiração; são recomendados exercícios físicos (yoga), lavagens corporais, ingestão de tinturas, meditação.

Não é muito diferente da medicina chinesa, que também utiliza em escala complexa técnicas terapêuticas (acupuntura), farmacológicas, exercícios.

O segredo dessas medicinas holísticas talvez resida neste foco – diagnóstico individualizado e prescrição de tratamento dentro da constituição específica do paciente.

As prescrições terapêuticas, no entanto, estão enquadradas em matrizes globais bem precisas, que definem a constituição humana e suas relações com o entorno.

Esta é a virtude e utilidade deste livro: transmitir conhecimento da Medicina Ayurvédica, que se apoia em "modelos de saúde" destinados a cada indivíduo e procura ajustá-los ao seu modo de viver, preservando a longevidade física e espiritual.

O diagnóstico da constituição individual (*dosha*) orienta o médico e o terapeuta na busca de manutenção do equilíbrio e da correção dos desequilíbrios, entre os três *doshas*.

Este livro pretende ser o primeiro volume sobre essa medicina, que sobrevive e se desenvolve amplamente na Índia. Ajuda-nos a caminhar com passos mais seguros em direção ao conhecimento da saúde – que está indiscutivelmente inserida nas leis de interdependência entre órgãos e sistemas do corpo humano – e de suas relações com as variações da natureza e do ambiente social em que se vive.

As autoras Maria Inês Marino e Walkyria G. Dambry, através da sua experiência científica e clínica, nos oferecem um livro conciso e agradável de ler, útil introdução ao universo da "saúde humana", vista pelo ancestral corpo de conhecimentos reunidos na Filosofia Védica.

Ivaldo Bertazzo

ÍNDIA: DOS VEDAS A SAMKHYA

A Índia para o Ocidente ainda é envolta por exotismo e mistério, porém nela conhecem-se desenvolvimento e civilização desde antes do período do *Mohenjo-daro* em 2900 a.C. Estudos filosóficos, dos *Upanishads,* desenvolveram-se oito séculos antes de Cristo; *Shankara,* o maior filósofo da Índia, oito séculos depois dele. Tudo isso demonstra a evolução intelectual de um povo num tempo tão remoto.

Os princípios da civilização humana certamente passam pela Índia. Escavações arqueológicas encontraram em seu território objetos do Período Neolítico, chamado de cultura neolítica do *Mysore* de aproximadamente 4000 a.c. Entretanto, esses achados revelam a existência de uma cultura e não, ainda, de uma civilização.

Às margens do rio Indo foram encontrados os restos do que se chamou de Índia pré-histórica ou *Mohenjo-daro*. Essa, sim, uma descoberta que declara a Índia como uma das mais antigas civilizações, senão a mais antiga.

Foram encontradas quatro ou cinco cidades com centenas de casas sólidas construídas de tijolos, com mais de um andar, dispostas em ruas estreitas e largas como avenidas. Na região de *Sind* e *Punjab* (ao norte de *Bombaim*), entre o quarto e o terceiro milênio a.c., constatou-se que essas cidades eram altamente desenvolvidas. Em muitas casas havia poços, banheiros, sistema de drenagem, o que sugere uma condição social superior à que existia, na mesma época, na *Babilônia* e no *Egito*. Foram encontradas peças de cerâmica feitas em torno, peças de xadrez, moedas mais velhas que todas conhecidas, selos gravados em escrita pictográfica desconhecida, objetos de faiança de excelente qualidade, pedras esculpidas, armas e instrumentos de cobre, um carro de duas rodas e bem-acabadas joias de ouro e prata.

Com esse panorama, os historiadores do século XX passaram a crer que estavam lidando com restos do que parecia ser a mais velha das civilizações, já que, quando *Mohenjo-daro* estava no seu apogeu, *Quéops* construía sua primeira pirâmide.

Essas descobertas arqueológicas desencadearam estudos a respeito do comportamento social, cultural, político e religioso relacionado a essa civilização.

Após o apogeu de *Mohenjo-daro*, várias das cidades e tribos sofreram a invasão de um povo, chamado *Ariano*, vindo de uma região próxima da *Pérsia*.

Esse povo de perfil guerreiro trouxe um novo comportamento ao *Mohenjo-daro*, que passou a adquirir a organização das instituições indianas mais características.

A evolução desse povo caracteriza a Índia Védica, um período muito rico sob todos os aspectos da civilização, que se estendeu de 2000 a 1000 a.C.

Toda a história desse povo brilhante não se formou com base apenas nas escavações arqueológicas, mas principalmente na pesquisa de escritos de uma época remota, que revelam detalhes da vida do povo com relação à(s): sociedade, cultura, artes, literatura, política, crenças, medicina e filosofia.

Os escritos mais importantes são os *Vedas,* os mais antigos e de principal interesse para nosso estudo, que descreve a Índia Védica de 2000 a 1000 a.c.; *Mahabharata* e *Ramayana,* que descrevem a Índia Heroica de 1000 a 500 a.c.

A civilização indiana, descrita nos *Vedas,* é profundamente ligada a fundamentos religiosos, e estes nortearão a vida, os estudos e as descobertas desse rico período.

A ligação com a natureza era muito forte, já que os mais antigos deuses *Vedas* eram elementos ou forças dela – o céu, o sol, o fogo, o vento, a água etc.

Por certo tempo, o principal deus *védico* foi *Agni,* o fogo, a chama sagrada. Outros deuses muito adorados foram *Indra,* o deus do raio e do trovão, e *Vishnu,* o sol.

Através dos *Vedas* é possível compreender o princípio de uma religião, o berço, o crescimento e a morte dos deuses e da fé. Podem-se acompanhar os caminhos da crença e do pensamento, observando a evolução desde o *Atharva-veda,* livro das mágicas e encantamentos, até chegar ao *Upanishads,* profundo estudo que orientou o sistema filosófico hindu, base de toda cultura e ciência.

A grande barreira para compreender-se a Índia Antiga é o fato de lá não haver uma língua única, já que cada tribo tinha seu dialeto próprio.

Nos *Vedas* não se sugere que seus autores conhecessem sua escrita, já que as epopeias e os cantos nele escritos eram relatados de geração para geração e provavelmente foram escritos muito tempo depois.

A escrita, inicialmente, era usada para propósitos comerciais e administrativos, e não para literatura. Inicialmente, as lendas, os poemas, os cânticos e as histórias eram somente falados entre o povo, que não conhecia a arte da escrita.

Muito da cultura hindu mais antiga certamente perdeu-se, e tudo o que sabemos sobre ela está nos *Vedas,* escritos num dos mais velhos grupos de línguas, o *sânscrito.*

A palavra sânscrita *Veda* significa "conhecimento"; um *Veda* é um "Livro do conhecimento". Os *Vedas* são uma coleção de livros, dos quais somente de quatro se tem conhecimento.

- *Rig-veda* – Conhecimento dos hinos de louvor.
- *Sama-veda* – Conhecimento das melodias.
- *Yajur-veda* – Conhecimento das fórmulas sacrificiais e mágicas.
- *Atharva-veda* – Conhecimento das fórmulas mágicas.

Cada um dos *Vedas* se divide em quatro sessões:

1. Os *Mantras* ou hinos.
2. Os *Brahamanas* ou manuais de ritual, prece e encantamento para sacerdotes.
3. Os *Aranyaka* ou textos para santos eremitas.
4. Os *Upanishads* ou escritos filosóficos.

A ciência na Índia é muito antiga e sua ligação com a religião fez com que seu desenvolvimento, inicialmente, viesse pelas mãos de sacerdotes.

A astronomia nasceu do culto dos corpos celestes e, da observação dos seus movimentos e dos ciclos que os regem, ocorreu a fixação de um primeiro calendário que servia a festas religiosas.

A gramática e a filosofia surgiram a partir das orações, de fonética específica, para atender aos cânticos e às reflexões ligadas à fé.

Da Índia veio o método de representar os números por meio de dez símbolos, os algarismos, injustamente chamados de arábicos pois na cultura hindu eles já surgem nos "Editos da Pedra *Ashoca*", em 256 a.c., um milênio antes de sua aparição na literatura árabe.

Mestres hindus como *Aryabhata, Bramagupta* e *Bhasara* foram grandes estudiosos e criadores de conceitos de astronomia e álgebra.

Conceitos físicos e químicos, também, eram amplamente experimentados nesse período.

A anatomia e a fisiologia fizeram parte dos primórdios da medicina hindu. No século VI a.C. os indianos descreviam ligamentos, suturas, vasos linfáticos, nervos, plexos, tecido adiposo e vascular, músculos, membranas sinoviais e mucosas a partir de estudos em cadáveres humanos.

Escolas médicas *Védicas*, em 500 a.C., já sugeriam o controle da prole com base no ciclo menstrual.

Os primeiros escritos da medicina hindu começaram com o *Atharva-veda*, onde, em meio a mágicas e encantamentos, já aparecia uma lista de doenças e sintomas.

A medicina surgiu como um adjunto da mágica: o curador estudava a natureza e usava um meio natural nas suas fórmulas; por fim passou a ter mais fé nos meios naturais, embora conservando a mágica como auxiliar psicológico.

Apenso a *Atharva-veda* temos o *Ajur-veda* ou *Ayur-veda* (Conhecimento da Vida ou Segredo da Longevidade), um livro que estuda os mecanismos da saúde e dos tratamentos e atribui a doença à desordem dos princípios básicos do indivíduo (*doshas*).

Atharva-veda enumera centenas de plantas medicinais e seus benefícios e prega, de forma veemente, a água como melhor remédio para a maioria das doenças.

Da combinação do estudo dos fundamentos médicos e filosóficos descritos nos *Vedas* surgiram dois grandes nomes da medicina hindu: *Sushruta* e *Charaka*.

Em *Sushruta Samhita,* escrita em sânscrito, é descrito um sistema de diagnose e terapêutica emanado do professor *Dhanwantari.*

Sua obra trata de cirurgia, obstetrícia, alimentação, uso de drogas, higiene infantil, educação médica e sanitária.

Por volta do ano 120, *Charaka* escreveu *Samhita* (enciclopédia) sobre medicina, que circula até os tempos atuais. Ela menciona o uso de drogas anestésicas, cirurgias e tratamentos de grande parte das doenças conhecidas atualmente.

Tanto para *Sushruta* como para *Charaka* os recursos terapêuticos mais usados eram a dieta, os banhos, as lavagens, as inalações associados ao uso de ervas.

O uso de vacinas foi relatado no ano de 550 em texto atribuído a *Dhanwantari.*

Os fundamentos da medicina hindu estão na filosofia. Alguns *Upanishads* revelam-se mais antigos que qualquer forma de filosofia grega chegada até nós. *Pitágoras* e *Platão* parecem influenciados pela metafísica indiana.

Na filosofia indiana abrigam-se vários sistemas de pensamento e o *Samkhya* é o que dá base para o estudo médico.

A filosofia *Samkhya* tem sua criação atribuída a *Kapila* no século VI a.C., e ao que parece é o mais antigo dos sistemas filosóficos hindus. Outros cinco sistemas dão base à civilização e ao pensamento hindu: o *Nyaya*, o *Vaisheshika*, o *Yoga*, o *Purva-mimansa* e o *Vedanta*, que marca o fim dos *Vedas*, isto é, dos *Upanishads*.

Kapila criou *Samkhya* a partir da contemplação e do estudo da natureza, bem como das respostas no homem pela sua integração a ela.

Para *Kapila*, pelo encontro de *Prakriti* (princípio físico) e *Purusha* ("pessoa", "Eu") tem-se o elo entre o material e o sutil que habita todo indivíduo.

A realidade (*Prakriti*), em *Samkhya*, dá-se pela percepção; são os sentidos e o pensamento que dão realidade, forma e significação ao mundo; mas a força que move toda essa ação está em *Purusha*.

Todos os fundamentos da *Medicina Védica* se apoiam no sistema *Samkhya*, considerado materialista, mas que graças a essa característica permitiu a evolução de uma ciência médica precisa e independente do domínio religioso, sem deixar de considerar o lado sutil e etéreo do homem.

PRINCÍPIOS E BASES
DA MEDICINA AYURVÉDICA

INTRODUÇÃO

A linha mestra da terapêutica Ayurveda é o indivíduo. Os tratamentos se desenvolvem a partir das características básicas de cada um, levando em conta que todas as pessoas trazem consigo traços definidos desde o nascimento e desenvolvem suas vidas combinando essas características ao ambiente em que vivem.

No mundo moderno, a vida corre em ritmo intenso, as pessoas dirigem suas vidas em função da competitividade profissional, da necessidade de reter a maior carga possível de informações. A busca de uma rotina diária rígida e produtiva frequentemente traz desgastes na saúde física, mental e emocional.

O maior desafio do indivíduo do século XXI é a convivência com os efeitos negativos do estresse e das doenças que advêm dos desequilíbrios gerados por uma vida que se distancia, cada vez mais, daquela que condiz com sua individualidade.

Para a *Medicina Ayurvédica*, o fundamental é que o tratamento se adapte ao indivíduo e não o contrário, e que a busca da saúde siga o caminho do equilíbrio do indivíduo com sua rotina de vida.

A Medicina Ocidental tem se tornado altamente especializada, direcionada ao profundo conhecimento da doença, de seus mecanismos e ao seu diagnóstico preciso.

Todo esse avanço no conhecimento médico moderno vem enriquecer os princípios da Tradicional Medicina Indiana, que tem como ponto forte não só o saber adquirido ou cognitivo, mas também o saber pessoal ou intuitivo.

A *Medicina Ayurvédica* tem princípios que se fundamentam na observação da natureza humana e de tudo que a cerca, é simples na sua essência, portanto é aplicável a qualquer indivíduo, independentemente de sua raça, do país onde vive, de seus hábitos, de sua cultura ou de seu credo.

A *Ayurveda* vai além da simples prática da Medicina, pois é um sistema completo e complexo de cura, abrangendo aspectos físicos, psicológicos e emocionais.

A *Medicina Védica* trata do homem holístico, indissociável de corpo, mente e meio ambiente.

A base do tratamento da *Medicina Ayurvédica* está na terapêutica alimentar, seguida de outros recursos, dentre eles a **Massagem Ayurvédica**. A aromaterapia, terapêutica por ervas, a prática de exercícios respiratórios, a musicoterapia, alongamentos e movimentos orientados, são outras das formas de terapia também usadas na *Ayurveda*.

O sistema de tratamento terapêutico tem como base o conceito dos três princípios metabólicos básicos ou princípios constitucionais básicos: *Vata, Pitta* e *Kapha*.

O estudo dos *doshas* é o coração da Medicina Ayurvédica e introduz os princípios que definem as qualidades e características dos indivíduos.

Os *doshas, Vata, Pitta* e *Kapha* se fazem presentes a partir de manifestações de elementos do Universo.

OS CINCO ELEMENTOS

Várias são as interpretações a respeito do início do Universo. Muitos acreditam na existência de um "Ser Superior", do "Divino"; outros buscam explicação em bases científicas.

Um ponto, porém, é comum a todas essas hipóteses: o Universo começou num movimento, numa vibração. Segundo a *Ayurveda*, o movimento inicial se deu antes do surgimento da matéria, o momento da presença do elemento ÉTER. Pela mobilização desse elemento, iniciou-se a primeira manifestação de matéria através do elemento AR. Na presença do elemento AR, o movimento é vibrante, produzindo intensa energia, manifestando o elemento FOGO. Da interação dos elementos FOGO e AR surge um novo estado que, em sua porção fluida, apresenta-se como elemento ÁGUA; e em sua porção densa, como elemento TERRA.

Todos os seres vivos são combinações desses cinco elementos. Conforme a variação e a evolução desses elementos, tem-se o corpo orgânico vivo, desde o reino vegetal e animal, incluindo o homem, até as substâncias inorgânicas contidas no reino mineral.

"Toda matéria, portanto, nasce destes cinco elementos; mas, por outro lado, os cinco elementos básicos estão contidos em toda matéria, a água nos dá o exemplo clássico. O estado sólido da água, o gelo, é uma apresentação do elemento TERRA. O calor, FOGO, latente no gelo, o faz derreter trazendo o elemento ÁGUA, que eventualmente se transforma em vapor manifestando assim o elemento AR, que desaparece no espaço, manifestação do elemento ÉTER" (Dr. Vassant Lad).

Os cinco elementos trazem conhecimentos através das qualidades da matéria que experimentamos no nosso cotidiano em nossa vida física, mental e emocional.

Os cinco elementos se expressam em tudo que pode se tocar e ver, como também no que se pensa e sente.

O recurso utilizado pelo nosso corpo físico para manter a ligação e o entendimento com o universo se dá pelos cinco sentidos.

O nosso Universo e o que somos é a expressão dos cinco elementos. Fazem parte da densa dinâmica da criação e são constantemente mutantes e interativos. Uma mudança que intervém em um elemento atinge todos os outros.

Os cinco elementos estão presentes na célula, mas o elemento TERRA predomina, dando à célula sua estrutura. O elemento ÁGUA predomina no citoplasma, o líquido que é contido dentro da célula. O processo metabólico regulador da célula é principalmente governado pelo elemento FOGO. O elemento AR está presente no núcleo celular. O espaço ocupado pela célula representa o elemento ÉTER.

Numa visão terapêutica, uma forma precisa e efetiva de conhecer o indivíduo baseia-se na compreensão da interação dos cinco elementos em sua estrutura física e psíquica.

A leitura das doenças e/ou manifestações de sinais e sintomas físicos, mentais e emocionais faz-se através do entendimento desses elementos, no processo do indivíduo, naquele momento.

Os cinco elementos são nossa constante interação com o Universo. Isso nos faz compreender que todo o Universo vem de uma única essência.

Somos evoluções de um mesmo estado.

Ver *Figura 1 – Os cinco elementos* – no Encarte colorido.

OS CINCO ELEMENTOS E OS CINCO SENTIDOS

Quando se ouve uma música especial, para-se tudo para se ater a ela. Quando se come o alimento preferido, fecham-se os olhos, sente-se seu aroma e degusta-se. Ao se olhar uma pintura, para-se à sua frente e observa-se para perceber qual o sentimento do artista ao realizá-la.

Essas atitudes mostram que é por meio dos sentidos que se interage com o mundo. Assim, para o indivíduo ter um contato consigo mesmo, precisa parar e perceber o que o corpo sente.

Os cinco elementos estão relacionados, através dos cinco sentidos, a ações que se expressam pelas funções dos órgãos sensoriais.

A audição, o tato, a visão, a gustação e o olfato respectivamente relacionam-se aos elementos éter, ar, fogo, água e terra.

Pelo elemento éter transmite-se o som, e, dessa forma, o éter relaciona-se com a função do ouvido. O órgão auditivo manifesta-se pela fala, criando o som humano.

O ar relaciona-se com o sentido do tato, tendo a pele como órgão sensorial e a mão como órgão de ação. A mão tem uma pele extremamente sensível e é responsável pelas ações de dar, receber e de preensão.

O elemento fogo manifesta-se como luz, calor e cor, relacionando-se com a visão. Os olhos, órgãos da visão, dirigem a ação de caminhar e, dessa forma, relacionam-se aos pés. O caminhar de um cego não tem direção definida, a menos que este tenha tido uma experiência anterior.

A água relaciona-se à gustação. A língua é o órgão sensorial da gustação, ou seja, sem água a língua não saboreia. Na *Ayurveda*, considera-se que o sistema orofacial e o sistema perineal funcionam de forma similar e interligada. A organização tônico-funcional do sistema orofacial só existe se houver a mesma organização no sistema perineal. A ação do elemento água é fundamental na digestão, pois, sem este, o processo digestivo não se inicia, assim como o elemento água gera um meio favorável à reprodução.

O elemento terra relaciona-se ao olfato, e seu órgão sensorial é o nariz. Sua função está ligada à excreção intestinal. Se esse funcionamento não for regular, pode ocorrer uma diminuição no olfato e até alterações no humor.

Ver *Figura 2 – Cinco elementos e os cinco sentidos* – no Encarte colorido.

Numa outra abordagem, podem-se classificar os sentidos como os do "Querer", os do "Sentir" e os do "Pensar".

ELEMENTO	ÓRGÃO SENSORIAL	ÓRGÃO MOTOR	FUNÇÃO
Éter	ouvido	cordas vocais	falar

Ar	pele	mãos	preensão
Fogo	olhos	pés	caminhar
Água	língua	genitália	reprodução
Terra	nariz	intestino	excreção

Os sentidos do *querer* estão ligados ao tato, ao movimento e ao equilíbrio; os do *sentir*, ligados ao paladar, ao olfato e à visão; e os do *pensar* estão relacionados à audição, à linguagem e ao pensamento.

OS CINCO ELEMENTOS E O CORPO

A coordenação e a harmonia do movimento se expressam no gesto, que é a expressão corporal final da interação dos cinco elementos.

Para o gesto ocorrer, os cinco elementos organizam-se em equilíbrio, em determinadas proporções, em cada segmento corporal.

A integração dos elementos Terra e Água sustenta as estruturas corporais, que, através dos processos metabólicos manifestados pelos elementos Fogo e Água, possibilitam todo o mecanismo corporal, que ocorre pelos elementos Ar e Éter.

O elemento Éter é, novamente, o gerador dos outros elementos, pois está presente na função cerebral.

Dessa harmonia corpo-mente manifestam-se a atitude corporal e a dinâmica do gesto.

os dos̄has

Como já comentamos anteriormente, os cinco elementos estão presentes em todos os organismos vivos, promovendo a "química da vida". No corpo humano, eles se combinam e manifestam os três princípios básicos conhecidos como *tridosha*.

Os cinco elementos básicos, ÉTER, AR, ÁGUA, FOGO e TERRA, manifestam-se no corpo humano como três princípios básicos conhecidos como TRIDOSHA. Cada *dosha* vem da combinação de dois elementos, onde um é predominante e dá as características mais marcantes do *dosha*.

VATA é formado por AR e ÉTER, onde o elemento AR predomina. PITTA é constituído por FOGO e ÁGUA, e o elemento FOGO é predominante. KAPHA é formado por ÁGUA e TERRA, com dominância do elemento ÁGUA.

Ver *Figura 3 – Os* doshas *e os cinco elementos –* no Encarte colorido.

VATA, PITTA e KAPHA governam todas as funções físicas, psíquicas e emocionais; em estado de desequilíbrio, desencadeiam os processos de doença. O sistema *Ayurveda* de terapêutica tem como nos manter num estado de boa saúde, ao se valer do conhecimento da constituição do indivíduo e de seus desequilíbrios, e recuperando a harmonia entre eles.

Os *doshas* são responsáveis pela geração, manutenção e recuperação dos tecidos corporais, pelo equilíbrio dos processos fisiológicos, desde a absorção de nutrientes e eliminação de toxinas até funções vitais como cardíaca e respiratória; e pelo comando de funções psicológicas e emocionais, como medo, raiva, amor e o aprendizado intelectual. O TRIDOSHA é, portanto, a base da existência psicossomática do homem.

Os *doshas* se manifestam desde o momento da concepção, no momento da fertilização do óvulo; são recebidas pelo ovo, como herança, combinações dos cinco elementos vindas dos pais. A participação do TRIDOSHA em nossa vida é muito intensa; está presente desde a nossa rotina diária até as principais fases de nossa vida.

OS DOSHAS E AS FASES DA VIDA

Os *doshas* estão ativos em nosso corpo e em tudo que nos cerca, podendo se fazer presentes em momentos específicos de nossa vida. Predominam em períodos, criando um perfil de comportamento e respostas de acordo com maior ou menor influência de um *dosha*. Chamaremos esses períodos de fases KAPHA, PITTA e VATA, respectivamente infância, adolescência e fase adulta e terceira idade.

A FASE KAPHA

Kapha nos remete a tudo que é relacionado à estrutura, absorção, retenção, doçura, acolhimento, observação e compreensão.

A infância é um momento *KAPHA*. Ela se inicia na formação do indivíduo no ventre materno e se estende até o início da adolescência, por volta dos 13 anos. Nesse período percebemos que a ação de *KAPHA* é intensa, já que essa é uma fase de estruturação física, de formação e crescimento dos tecidos ósseos, do desenvolvimento do intelecto, do conhecimento de tudo que nos cerca, e não por acaso é o melhor momento para o aprendizado de uma ou mais línguas: a infância é um momento de retenção de informações. Por outro lado, é o período de surgimento de patologias estruturais e de formação, como escolioses, dorso curvo, mal posicionamento dos pés, caracteristicamente ligadas a *KAPHA*.

A FASE PITTA

A partir do início da adolescência inicia-se a fase *PITTA*, a fase metabólica, de máxima produção e realizações. Nessa fase, consolidamos nosso desenvolvimento intelectual, construímos nossa vida material, temos energia e força para a competição profissional ou para a disputa de uma vaga numa universidade. É a hora de formar uma família, de adquirir nosso patrimônio material, intelectual e emocional. *PITTA* é o momento onde podem surgir doenças, como a artrite reumatoide juvenil e adulta, a acne, o lúpus eritematoso, gastrites e o auge do surgimento do estresse, doença característica dessa fase.

O adolescente é voluntarioso, de gestos intensos, de fala agressiva e contestador por excelência, marcas características de *PITTA*. À medida que o indivíduo amadurece, chega à fase adulta, ele transforma toda esta energia em força de trabalho, em astúcia intelectual, em articulação e persuasão, características fundamentais para o crescimento e o sucesso tanto pessoal quanto profissional e de forte apelo *PITTA*.

A FASE VATA

Com o final da fase adulta inicia-se a fase da maturidade, os anos *VATA*. É o momento do ressecamento dos líquidos articulares, da perda da massa óssea, do surgimento das rugas, do envelhecimento dos órgãos e tecidos, inclusive o cerebral. Por outro lado, é uma fase mais mental e reflexiva, quando o indivíduo está mais voltado a temas sutis e à religiosidade.

Inicia-se uma diminuição na atividade metabólica, o que leva a uma desaceleração orgânica geral. Doenças de desgaste como artroses, osteoporoses, varizes, insuficiência cardíaca e respiratória, e doenças da mente como depressão, angústia e mal de Alzheimer são características dessa fase.

VATA favorecerá a evolução do pensamento, mas também chama ao movimento; portanto, a adoção de uma atividade física regular e suave favorece distúrbios que acompanham a terceira idade, tais como a perda de massa óssea, problemas de sono e fraqueza muscular.

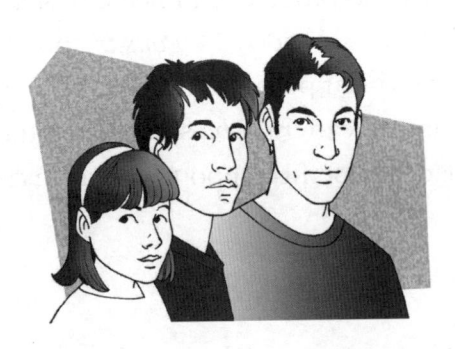

Figura 4 – Fases da vida.

O TRIDOSHA pode, ainda, fazer-se presente num momento único, um exemplo é a geração de uma vida. A gestação é

KAPHA, momento em que a criança é gerada, desenvolve-se e cresce. A gestante está repleta de líquido, contém uma bolsa gestacional, edemas abundantes, está letárgica e emotiva. O momento do trabalho de parto é *VATA*, o movimento é fundamental tanto por parte da mãe quanto da criança, e as contrações caracterizam o momento de variação entre força e relaxamento. O momento da expulsão é *PITTA*, realização efetiva de todo processo de geração e nascimento.

O *Vata* é o dosha ligado aos sentidos do *"Querer"* e, por ser composto pelos elementos éter e ar, promove o movimento variável, possibilitando a obtenção do equilíbrio. Por outro lado, o elemento ar, tendo a pele como órgão sensorial, relaciona-se ao tato. O tato possibilita a experimentação do *querer*. O *querer* é criar expectativas e sonhos, que nem sempre se concretizam.

Kapha é o *dosha* dos sentidos do *"Sentir"*, ou seja, o olfato e o paladar têm uma característica em comum com os sentimentos, nos tocam profundamente; mas temos dificuldade em expressá-los. A observação tão própria de *Kapha* é o *"sentir"* pela visão.

Pitta é o *dosha* dos sentidos de *"Pensar"*, pois interpreta pela audição e expressa seu pensamento pela linguagem.

A ação e a integração *tridosha* sobre os sentidos constroem a intelectualidade e o perfil comportamental de cada indivíduo.

FUNÇÕES PRINCIPAIS DOS DOSHAS

Cada um dos *doshas* tem um papel característico no funcionamento do organismo.

Vata (Ar e Éter) é móvel e responsável pelo movimento, amplo ou pequeno, e por todas ações que o envolvam. *Pitta* (Fogo e Água) é quente; sua função principal é a transformação metabólica do corpo e a assimilação das experiências mentais. *Kapha* é o sistema de aprovisionamento do corpo e fornece os fluidos lubrificantes, como o muco.

O que atribui a cada *dosha* suas características funcionais é a combinação dos elementos.

VATA (MOVIMENTO)	Movimentos do corpo (voluntários e involuntários), transformações dos tecidos, funções sensoriais, instabilidades, excreções, secreções.
PITTA (METABOLISMO)	Controle térmico corporal, digestão, atenção, entendimento, compreensão, fome, sede, inteligência.
KAPHA (ESTRUTURA)	Estabilidade, energia, lubrificação, untuosidade, formação de estruturas corporais.

SEDE DOS DOSHAS

Os *doshas* estão presentes em todos os tecidos corporais e em cada célula viva. Circulam constantemente pelo organismo, mas guardam regiões específicas onde conservam um depósito de energia que promove sua ação: é o que chamamos de sede do *dosha*.

A sede do *dosha* guarda a energia vinda do prana, que move e alimenta o *dosha*.

Na *Medicina Ayurvédica* é possível, pela análise da energia de funcionamento da sede, perceber as reservas ou possíveis desgastes de determinado *dosha*. Esse tipo de diagnóstico é realizado pelo médico *ayurveda*, já que envolve técnicas sutis como a leitura do pulso ayurvédico.

Para a *Massagem Ayurvédica*, ou a prática dos exercícios físicos e respiratórios, vale saber que o estímulo do trabalho sobre os *doshas* sempre tende a reforçar as reservas na sua sede.

DOSHA	SEDE
VATA	Cólon
PITTA	Intestino Delgado
KAPHA	Peito

Ver *Figura 5 – Sede dos* doshas – no Encarte colorido.

GUNAS – DEZ PARES DE QUALIDADES DE PRAKRITI

Na *Ayurveda*, tudo que pertence ao nosso mundo é resultado de uma combinação dos cinco elementos manifestados em diferentes aspectos e intensidades de suas qualidades. Os cinco elementos são ligados a qualidades fundamentais enumeradas pelo texto tradicional de Charaka Samhita. São 20 qualidades organizadas em dez pares. Cada par representa dois extremos de uma mesma natureza. As duas qualidades de um par se influenciam mutuamente.

GUNAS E SUAS AÇÕES

GUNAS (Qualidades)	AÇÕES
Pesado (Guru)	**Aumenta K. Diminui V e P. Cria letargia.**
Leve (Lagu)	Aumenta V, P e Agni. Diminui K. Reduz o peso, traz vivacidade.
Quente (Ushna)	**Aumenta P e Agni. Diminui V e K. Favorece a digestão, a inflamação e o ódio.**
Frio (Shita)	Aumenta V e K. Diminui P. Dá frio, medo e insensibilidade.
Oleoso (Snigdha)	**Aumenta P e K. Diminui V e K. Cria doçura, vigor. Favorece o amor.**
Ressecado (Ruksha)	Aumenta V e Agni. Diminui P e K. Aumenta a secura, a absorção e o nervosismo.
Lento (Manda)	**Aumenta K. Diminui V e P. Aumenta a apatia, morosidade.**
Rápido (Tikshana)	Aumenta V e P. Diminui K. Favorece o surgimento de úlceras. Dá compreensão rápida.
Denso (Sandra)	**Aumenta K. Diminui V, P e Agni. Favorece a estrutura e a força.**
Líquido (Drava)	Aumenta P e K. Diminui V e Agni. Favorece a salivação, a compaixão e a coesão.
Estável (Sthira)	**Aumenta K. Diminui P, V e Agni. Favorece a estabilidade e a confiança.**
Móvel (Shala)	Aumenta V, P e Agni. Diminui K. Favorece a mobilidade, a fraqueza e a falta de confiança.
Suave (Mrudu)	**Aumenta P e K. Diminui V e Agni. Dá doçura, ternura e relaxamento.**
Duro (Kathina)	Aumenta V e K. Diminui P e Agni. Aumenta a rigidez, o egoísmo e a insensibilidade.
Sutil (Sukshma)	**Aumenta V, P e Agni. Diminui K. Penetra os capilares sutis. Aumenta as emoções.**
Rude (Sthula)	Aumenta K. Diminui V, P e Agni. Causa obstrução e obesidade.
Turvo (Ávila)	**Aumenta K. Diminui V, P e Agni. Causa falta de clareza e percepção.**
Claro (Vishada)	Aumenta V, P e Agni. Diminui K. Acalma, cria isolamento e dispersão.
Viscoso (Slakshna)	**Aumenta P e K. Diminui V e Agni. Diminui a aspereza e aumenta a suavidade.**
Enrugado (Khara)	Aumenta V e Agni. Diminui P e K. Resseca a pele, enfraquece os ossos e cria rigidez.

CARACTERÍSTICAS PRINCIPAIS DO TRIDOSHA

Baseado nas *gunas*, segue um quadro relacionando cada *dosha* às suas principais características gerais, físicas, em equilíbrio e desequilíbrio. Ele pode servir como painel comparativo das constituições dôshicas, para melhor compreensão de cada um.

DOSHAS	CARACTERÍSTICAS GERAIS	FISICAMENTE
VATA (Ar e Éter)	Leve, frio, seco, rugoso, sutil, móvel, claro, disperso, adstringente.	Magro, leve, ativo, rápido, delicado, inquieto, comportamento sexual variável.
PITTA (Fogo e Água)	Leve, quente, oleoso, perspicaz, penetrante, líquido, picante, ácido.	Constituição mediana, cabelo fino ou grisalho, temperatura do corpo quente, transpira facilmente, dorme profundamente por curtos períodos, boa digestão e forte apelo sexual.
KAPHA (Água e Terra)	Pesado, frio, oleoso, denso, viscoso, estático, duro.	Forte, cabelo grosso, rosto doce, sono profundo e longo, digestão boa, movimentos lentos, engorda facilmente e tem dificuldade para emagrecer, boa resistência, comportamento sexual lento.

EM EQUILÍBRIO	EM DESEQUILÍBRIO
Energético, criativo, com iniciativa, adaptável.	Inquietação mental, ansioso, inconstante, inseguro, depressivo.
Inteligência brilhante, determinado, sedutor, eficaz, articulado.	Irritado, excessivamente crítico, agressivo, intolerante, autoritário.
Sóbrio, leal, forte, transmite confiança, justo e defensor, amigável, terno.	Carente, maçante, monótono, inativo, possessivo.

PRAKRITI E VIKRITI

Quando nascemos, trazemos uma combinação individual entre os *doshas*; sua proporção é pessoal e distinta e a chamamos de *Prakriti*. Esse conjunto original nos dá características inatas emocionais, psíquicas, físicas e de saúde.

Mas, com o decorrer da vida, em função de seu ritmo, da alimentação que adotamos, de nosso habitat, e das condições emocionais a que somos submetidos, nosso PRAKRITI tende a ser alterado, surgindo assim o VIKRITI, que é a alteração da nossa combinação natural dos *doshas* para a adaptação às mudanças de acordo com o desenvolver da vida.

Se as diferenças entre o PRAKRITI e o VIKRITI forem demasiadas e as situações nos forçarem a afastar-nos demasiadamente de nossa natureza básica (PRAKRITI), isso se tornará um importante desencadeador de desequilíbrios e consequentemente de doenças.

Um bom exemplo seria pensar em um indivíduo VATA que se torna herdeiro de um grande cartório. Por força de uma situação, ele será obrigado a se envolver num trabalho rotineiro, estático, burocrático e sem desenvolvimento criativo; para ele, isso será intensamente agressivo, já que é um indivíduo que muda de atividades frequentemente, que gosta de situações novas e é muito criativo e sonhador. Se, de alguma forma, esse VATA não estiver atento à situação que o cerca, adaptar-se e sucumbir à rotina, afastando-se demais de seu PRAKRITI e acomodando-se ao seu VIKRITI, ele poderá adoecer física, psíquica e emocionalmente.

Quanto mais próximo vivermos do nosso PRAKRITI, mais saudáveis seremos e o nosso VIKRITI será apenas uma situação momentânea que nos ajudará na adaptação a uma situação nova ou a um ambiente estranho. Se estivermos em equilíbrio, conscientes de nossa natureza básica e do que cria boa base para que ela se manifeste, sempre poderemos resgatar o PRAKRITI.

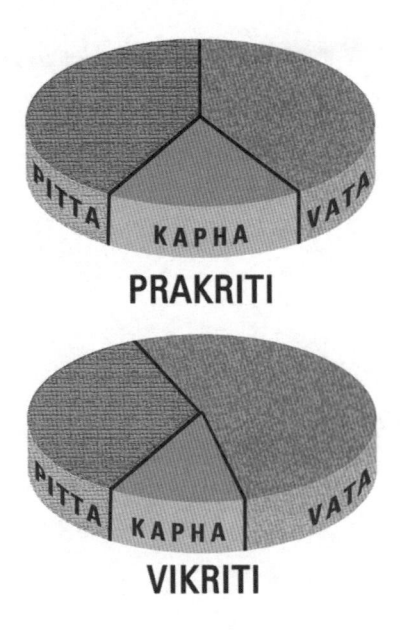

Figura 6 – Prakriti e Vikriti.

PORTAIS DO FLUXO DE ENERGIA VITAL

PRANA E CHAKRAS

Prana é uma palavra de origem sânscrita traduzida por "energia vital". Os animais, os vegetais, o homem, tudo que é vivo é movido por essa energia captada do Universo, que serve como combustível e matéria-prima para a vida.

O *prana* alimenta e é responsável pelo movimento dos *doshas*, bem como pelo acúmulo de energia nas suas sedes.

Os cinco elementos surgem a partir de uma manifestação energética do Universo, de uma manifestação *prânica*.

No ser humano, o *prana* é captado principalmente pelo ar que respira e pelo centro energético do alto da cabeça, o *chakra* coronário, e circula pelo organismo por um complexo sistema de canais (*nadis*).

Outras fontes também trazem o *prana* para o organismo humano, como os alimentos vegetais, a água, o sol e a terra, porém de forma secundária.

Para compreendermos esse sistema, precisamos, inicialmente, entrar na lógica do pensamento do homem védico de 5.000 anos atrás, de sua compreensão com relação à vida, aos processos de saúde, à doença e ao funcionamento fisiológico do corpo humano.

A *Medicina Ayurvédica* é, acima de tudo, fruto de uma observação sistemática do indivíduo e de sua interação com o Universo e com tudo que o cerca. Para compreender como os movimentos, as funções orgânicas e as respostas intelectuais e psíquicas acontecem, segundo a *Ayurveda*, o conceito da ação prânica pode ser comparado à organização do sistema nervoso central.

O sistema de distribuição do *prana* no organismo se assemelha com o sistema nervoso somático.

O caminho do *prana* pelo organismo se inicia nas narinas, onde se polariza; na narina direita inicia-se o canal solar, positivo, *Píngala*; na narina esquerda inicia-se o canal lunar, negativo, *Ida*.

Ida e *Píngala* descem pela coluna serpenteando o canal central, *Sushuma*, neutro, que traz o *prana* advindo do chakra coronário. Os três canais principais seguem até a região sacra, o ponto de partida de distribuição do *prana* para todo o organismo.

A circulação do *prana* é feita pelos *nadis*, nervos sutis que formam o complexo circulatório da energia *prânica* no organismo. Os *nadis*, que chegam à pele, terminam em pontos de comunicação do corpo sutil e o mundo exterior: os pontos *marma*. Esses pontos podem ser comparados aos receptores sensoriais.

Os *nadis* distribuem, também, *prana* para todo o organismo, para as sedes dos *doshas* e para centros de energia que são o elo entre o corpo físico e o sutil: os *chakras*.

Da mesma forma que se traça um paralelo entre o sistema nervoso somático com o sistema de distribuição *prânica*, pode-se comparar a função dos sete principais *chakras* com a ação do sistema nervoso autônomo. O sistema nervoso somático é o sistema da vida de relação, ou seja, relaciona o organismo com o meio; e o sistema nervoso autônomo é o que relaciona o organismo com seu próprio funcionamento.

Ver *Figura 7 – Prana* – no Encarte colorido.

A energia contida no *chakra* aciona a função de autorregulação metabólica e comportamental do sistema nervoso autônomo, assim como a energia própria de cada um dos *doshas* aciona a função de inter-relação do organismo com o meio ambiente, que é própria do sistema nervoso somático.

Cada um dos principais *chakras* está associado ao funcionamento de uma glândula. Dessa forma, sua função relaciona-se ao equilíbrio metabólico orgânico e a respostas comportamentais ligadas ao hipotálamo e à sua interferência sobre o sistema simpático e parassimpático.

Ver *Figura 8 – Chakras* – no Encarte colorido.

OS CHAKRAS E SUAS RELAÇÕES

CHAKRA	Localização	Glândula(s)	Cor
Muladhara (Base)	Região Coccígena	Suprarrenal	Vermelha
Svadistana (Sacral)	Região Sacral e reprodutora	Reprodutoras	Laranja
Manipura (Epigástrico)	Epigástrio	Pâncreas	Amarelo
Anahata (Cardíaco)	Região do Plexo Cardíaco	Timo	Verde
Vishuda (Laríngeo)	Região da garganta	Tireoide	Azul
Ajna (Frontal)	Entre as sobrancelhas	Hipófise	Índigo
Sahashara (Coronário)	No alto da cabeça	Pineal	Lilás/Branco

CORPO: SAÚDE E DOENÇA

Segundo a *Ayurveda*, o conceito de saúde é fundamental para compreender as doenças.

O estado de saúde existe quando há equilíbrio entre:

- O fogo digestivo (*Agni*).
- Os doshas *Vata, Pitta* e *Kapha*.
- As excreções (*Malas*): urina, fezes e suor.
- Os cinco sentidos.
- Mente, corpo e emoção.

O processo de doença se inicia quando um dos elementos acima descritos se desequilibra. O desequilíbrio psicossomático é responsável pela dor física e por alterações comportamentais.

Na *Ayurveda*, as doenças podem ser classificadas segundo:

- *Sua origem*: física, mental ou psicológica.
- *O local de manifestação*: coração, rins etc.
- *A predominância dôshica*.

No processo de doença, os sintomas podem surgir num órgão ou em região corporal diferente do local de origem da doença. Por exemplo: um desequilíbrio gerado no estômago pode desencadear um processo cardíaco.

propensão a enfermidades

A constituição individual determina a propensão a enfermidades de cada indivíduo. Cada *dosha* em desequilíbrio gera a enfermidade relativa ao seu elemento de maior predomínio.

KAPHA	Água e Terra	(sede no tórax) – angina pectoris, sinusite, bronquite, congestão nasal e de pulmão.
PITTA	Fogo e Água	(sede no intestino delgado) – desordem de vesícula e fígado, gastrite, úlceras pépticas, alergias cutâneas, urticárias e enfermidades inflamatórias.
VATA	Éter e Ar	(sede no intestino grosso) – gases, lombalgia, artrose, ciática, paralisias, nevralgia, distúrbios da mente.

agni e ama

Agni é o fogo biológico que governa o organismo. Ele está presente no processo metabólico equilibrado de todos os tecidos e células; ter um *agni* forte e ativo é sinônimo de boa saúde e longevidade. O *agni* é responsável pela boa digestão, absorção e assimilação de nutrientes, pelo viço da pele, pelo equilíbrio da mente, pelo bom funcionamento do sistema imunológico e pelas respostas neurais para o funcionamento orgânico geral.

De acordo com o dr. Vassant Lad, "PITTA contém a energia de calor que ajuda a digestão. Esta energia de calor é *agni*".

Os *doshas* em desequilíbrio promovem uma alteração metabólica, afetando a resistência e o sistema imunológico. Uma digestão inadequada gera o acúmulo de uma substância residual, heterogênea, no intestino grosso, conhecida como *ama*. Ela bloqueia os intestinos e outros canais como os vasos capilares, as veias e as artérias. Eventualmente, faz trocas químicas, gerando toxinas que serão absorvidas pelo sangue, entrando na circulação geral.

O *ama* tende a se acumular em locais debilitados do corpo, promovendo contraturas, estases, estenoses, alterando a mecânica tecidual.

Quando o *agni* está fraco, inicia-se um acúmulo de *ama*, cuja presença no organismo é sinal de doença.

O *agni* exacerbado causa a combustão excessiva dos nutrientes biológicos contidos nos alimentos, levando a uma redução da capacidade imunológica do corpo.

OS TRÊS MALAS

O organismo elimina, de três formas distintas, resíduos do nosso processo metabólico: suor, urina e fezes, conhecidos como *malas*. As condições de produção e de eliminação dos *malas* identificam possíveis desequilíbrios dôshicos do organismo.

Cada uma das eliminações tem sua função:

Suor – é derivado do tecido adiposo, responsável pela regulação da temperatura corporal. Ajuda a manter a elasticidade, a umidade, a maciez e o tônus da pele.

Urina – elimina do corpo a água, o sal e outras substâncias. Mantém a concentração normal de eletrólitos nos fluidos corporais.

Fezes – excreta os substratos sólidos orgânicos não absorvidos como nutrientes. Sua eliminação regular mantém o tônus do canal intestinal e do cólon.

Além de expressar a saúde do organismo, as eliminações têm a função de manter seu equilíbrio.

O suor excessivo pode gerar contaminação da pele por fungos, reduzindo sua resistência natural. Se for insuficiente, também reduzirá a sua resistência, tornando-a áspera, escamosa e enrugada. A urina escassa se acumula nos tecidos, aumentando a pressão sanguínea.

A constipação intestinal promove inchaço e incômodo abdominal, gases, dor de cabeça e mau hálito.

A observação da coloração, do odor, da consistência e do volume dos *malas* é fundamental como recurso diagnóstico de desequilíbrios orgânicos.

ĐHATUS – OS SETE TECIĐOS

O corpo é formado por sete tecidos básicos e vitais, *os dhatus,* que em sânscrito significam elemento construtivo. Eles são: o *Plasma/linfa, o Sangue, o Músculo, o Tecido Adiposo, o Osso, a Medula óssea/tecido nervoso e o Tecido Reprodutor.*

A partir de um *tecido principal,* os *dhatus* surgem sequencialmente, sendo gerados a partir do tecido que os antecede. Sucessivas transformações e evoluções geram um tecido mais refinado que o anterior. Quando um *dathu* está desequilibrado, afetará o *dathu* sucessivo, pois é do anterior que este se alimentará.

A transformação do ingrediente nutritivo nos *dhatus* é governada por um nível superior de *agni* chamado *tejas.* Cada *dathu* tem seu próprio *tejas* ou *dathu-agni,* que governa o metabolismo das enzimas e outras secreções necessárias à criação do tecido.

Além do *agni,* os textos antigos relatam uma força vital que possibilita a transformação dos tecidos, o *ojas.*

Ojas é uma substância sutil que se encontra entre o corpo físico e o etéreo, mantém a vida e é amplamente ligado à imunidade.

A partir do sétimo *dathu,* o tecido reprodutor, é gerado o *ojas* bruto.

Os *dathus* mantêm as funções dos diferentes órgãos, sistema de partes vitais do organismo, têm papel importante no desenvolvimento e na nutrição do corpo, como também no mecanismo biológico de proteção. Juntamente com o *agni* são responsáveis pelo mecanismo imunológico.

Os *dathus* são:

- **Plasma/Linfa** (*Rasa*) – Contém os nutrientes dos alimentos digeridos. Nutre outros tecidos, órgãos e sistemas.
- **Sangue** (*Rakta*) – Governa a oxigenação de todos os tecidos e órgãos vitais.
- **Músculo** (*Mamsa*) – Cobre os órgãos vitais, movimenta as articulações e mantém a força física do corpo.
- **Gordura** (*Meda*) – Lubrifica todos os tecidos.
- **Osso** (*Ashti*) – Sustenta e dá estrutura ao corpo.
- **Medula óssea e nervos** (*Majja*) – Preenchem os espaços ósseos e conduzem os impulsos motores e sensoriais.
- **Tecidos reprodutivos** (*Shukra y Artav*) – Contêm ingredientes de todos os tecidos e são responsáveis pela reprodução.

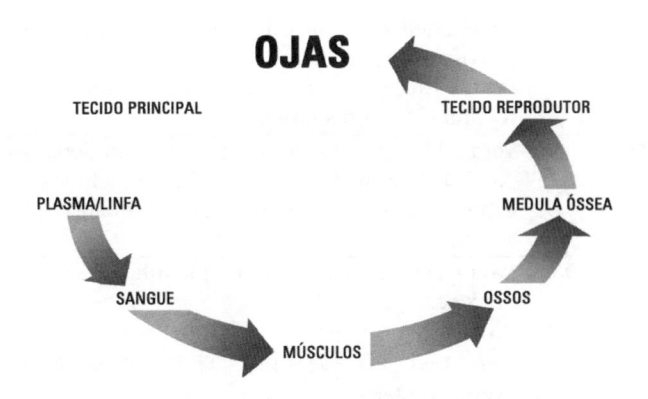

Figura 9 – Fase de transformação dos tecidos.

DATHUS	DOSHA EM EXCESSO E SINTOMAS
LINFA	**Vata** – Mãos e pés frios; pele seca; olhos fundos; sensação de dormência e formigamento na pele; aspecto de má nutrição; medo; insegurança; ansiedade; falta de confiança. **Pitta** – Febre; acne; irritações de pele; ondas de calor; fotossensibilidade ocular; temperamento crítico e autoritário. **Kapha** – Retenção hídrica; indigestão; perda de apetite; letargia; coriza; congestão brônquica.
SANGUE	**Vata** – Anemia; tontura; pulsações anormais; vasoconstrição; eczema seco. **Pitta** – Estados inflamatórios; sangramento nasal; hematoma; erupções; febres; contusões frequentes; psoríase; dermatites. **Kapha** – Eczema úmido; colesterol elevado; fígado e baço dilatados (provenientes de excesso de gordura).
MÚSCULO	**Vata** – Atrofia muscular; aumento de tônus; paralisia espasmódica; perda de movimento; tremores. **Pitta** – Anginas repetidas, abscesso muscular. **Kapha** – Hipertrofia muscular; diminuição de tônus, flacidez muscular; abscesso tendinoso.
GORDURA	**Vata** – Pele seca; lombalgias; crepitações articulares. **Pitta** – Transpirações abundantes; celulite; sensação de queimação nos pés e nas mãos. **Kapha** – Sede excessiva; colesterol elevado; obesidade.
OSSO	**Vata** – Perda de cabelos; unhas quebradiças; unhas deformadas; sensação de dor óssea; artrite degenerativa; gengivas debilitadas; cáries; dores psicossomáticas. **Pitta** – Artrite reumatoide; abscesso ósseo. **Kapha** – Tumores ósseos.
NERVO	**Vata** – Vertigem, desmaios; falta de coordenação; paralisia; confusão mental; perda de memória. **Pitta** – Paralisia; esclerose múltipla; anemia aplástica. **Kapha** – Tumores e alucinações.
REPRODUTOR	**Vata** – Diminuição da libido; infertilidade; ejaculação precoce. **Pitta** – Hemorragia. **Kapha** – Dilatação da próstata; tumores dos testículos, ovários e útero.

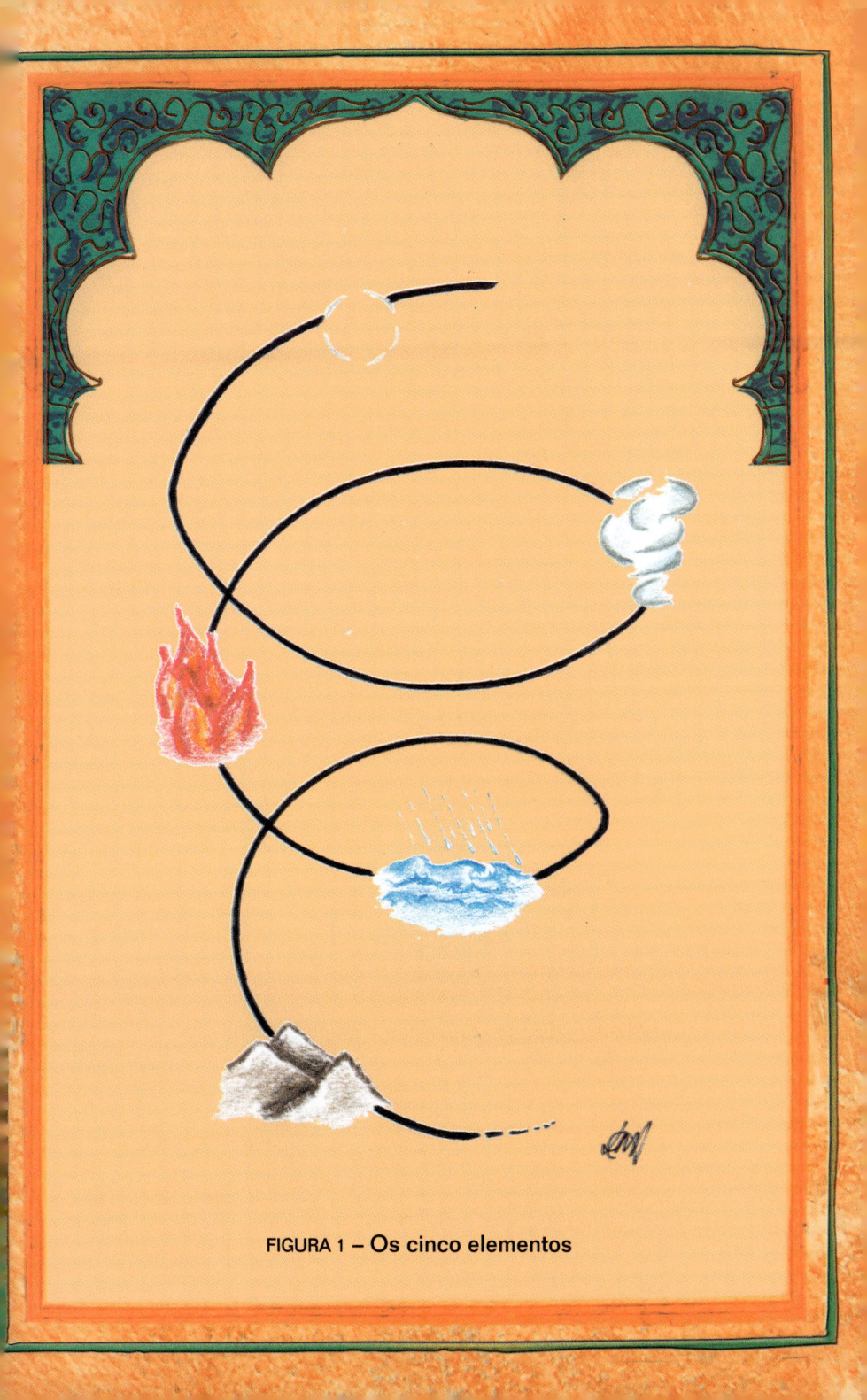

FIGURA 1 – **Os cinco elementos**

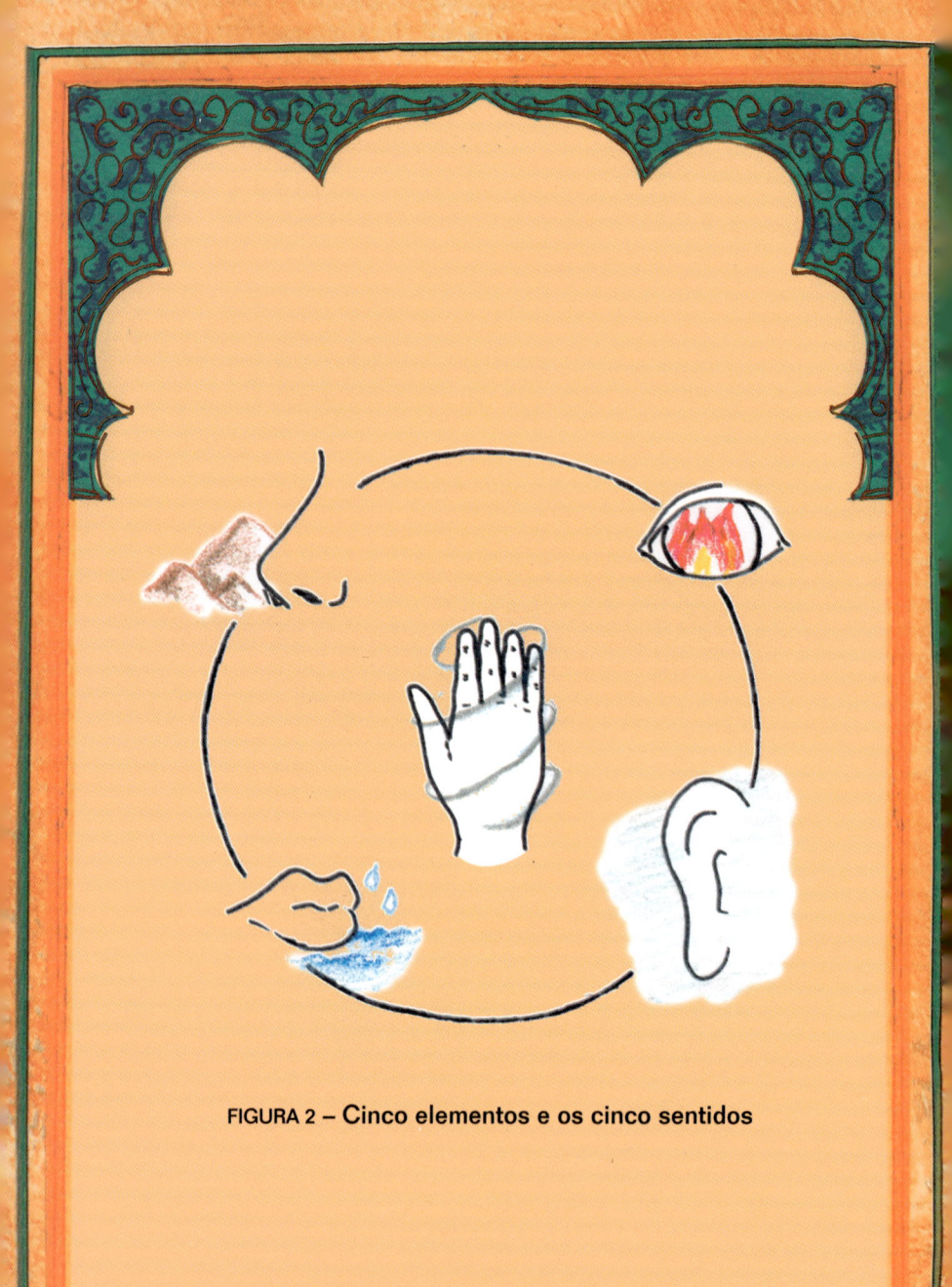

FIGURA 2 – Cinco elementos e os cinco sentidos

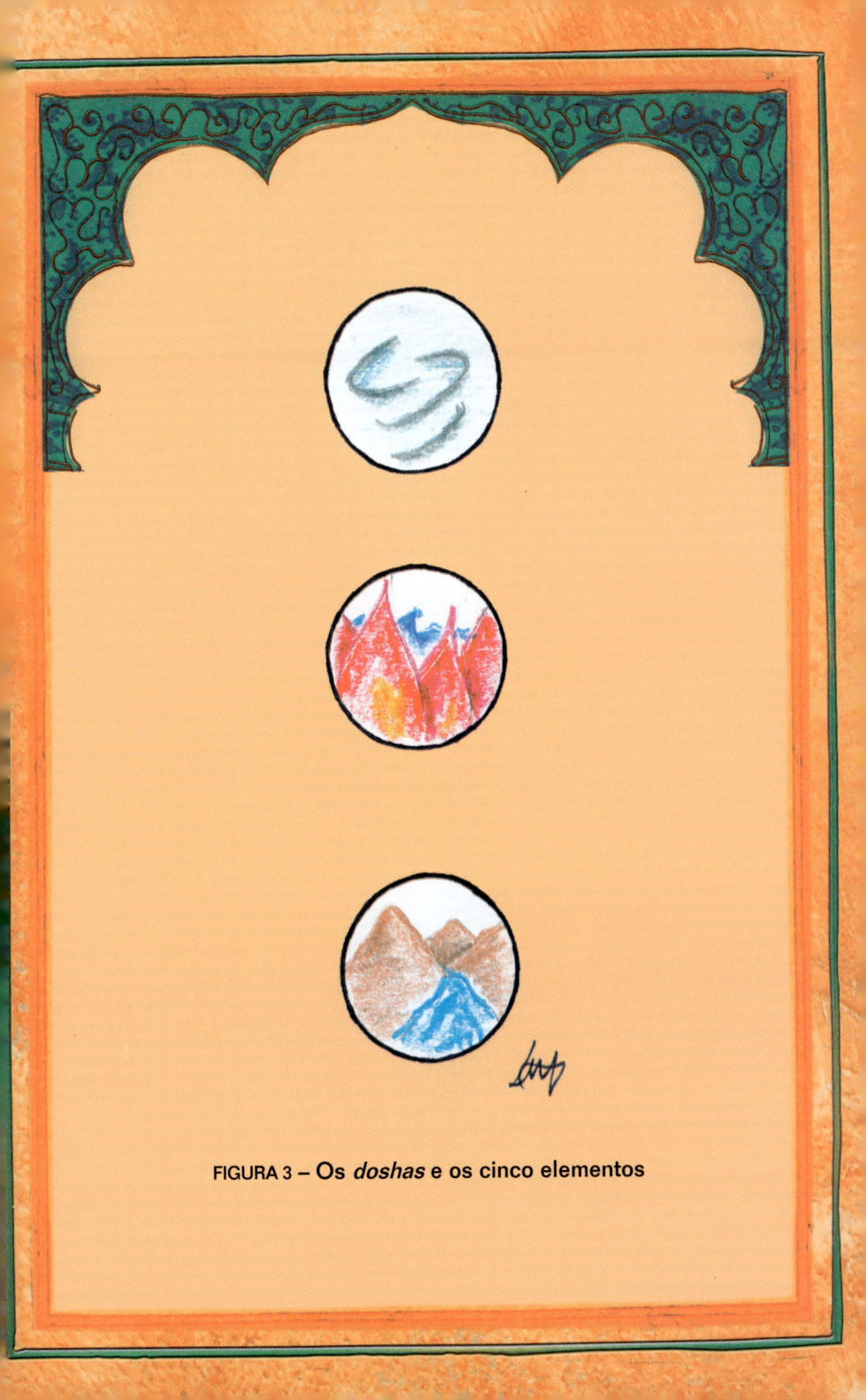

FIGURA 3 – Os *doshas* e os cinco elementos

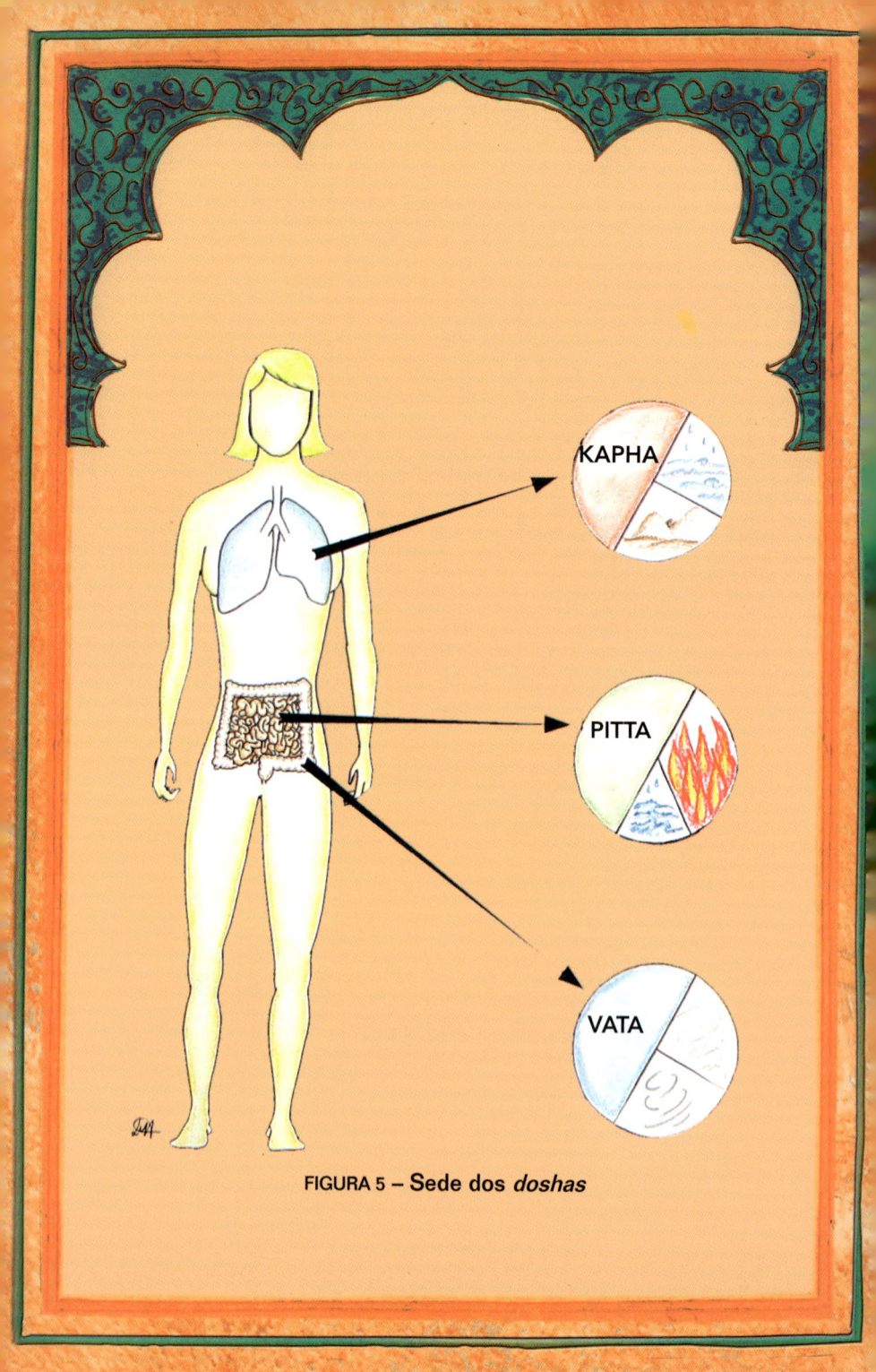

FIGURA 5 – Sede dos *doshas*

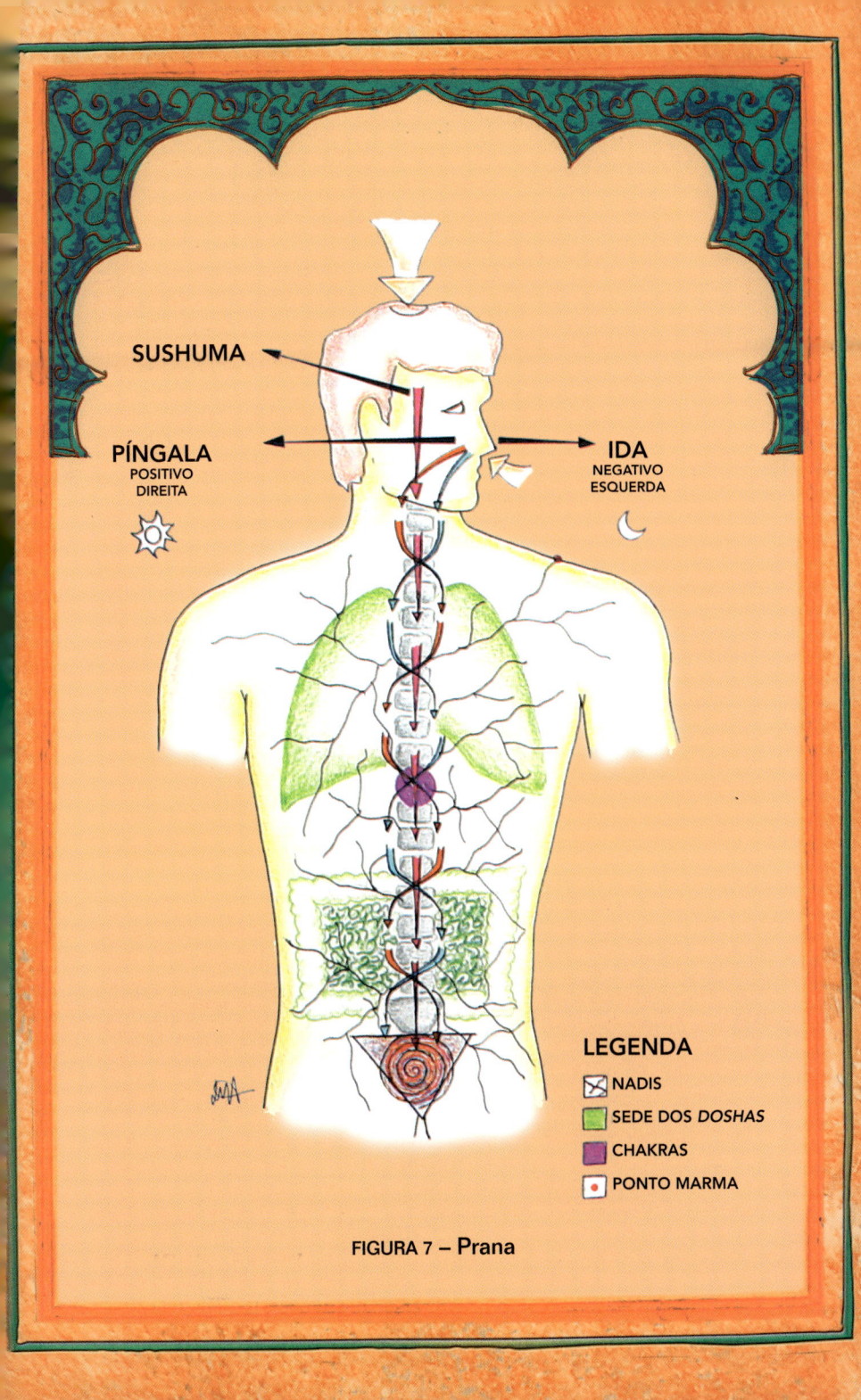

FIGURA 7 – Prana

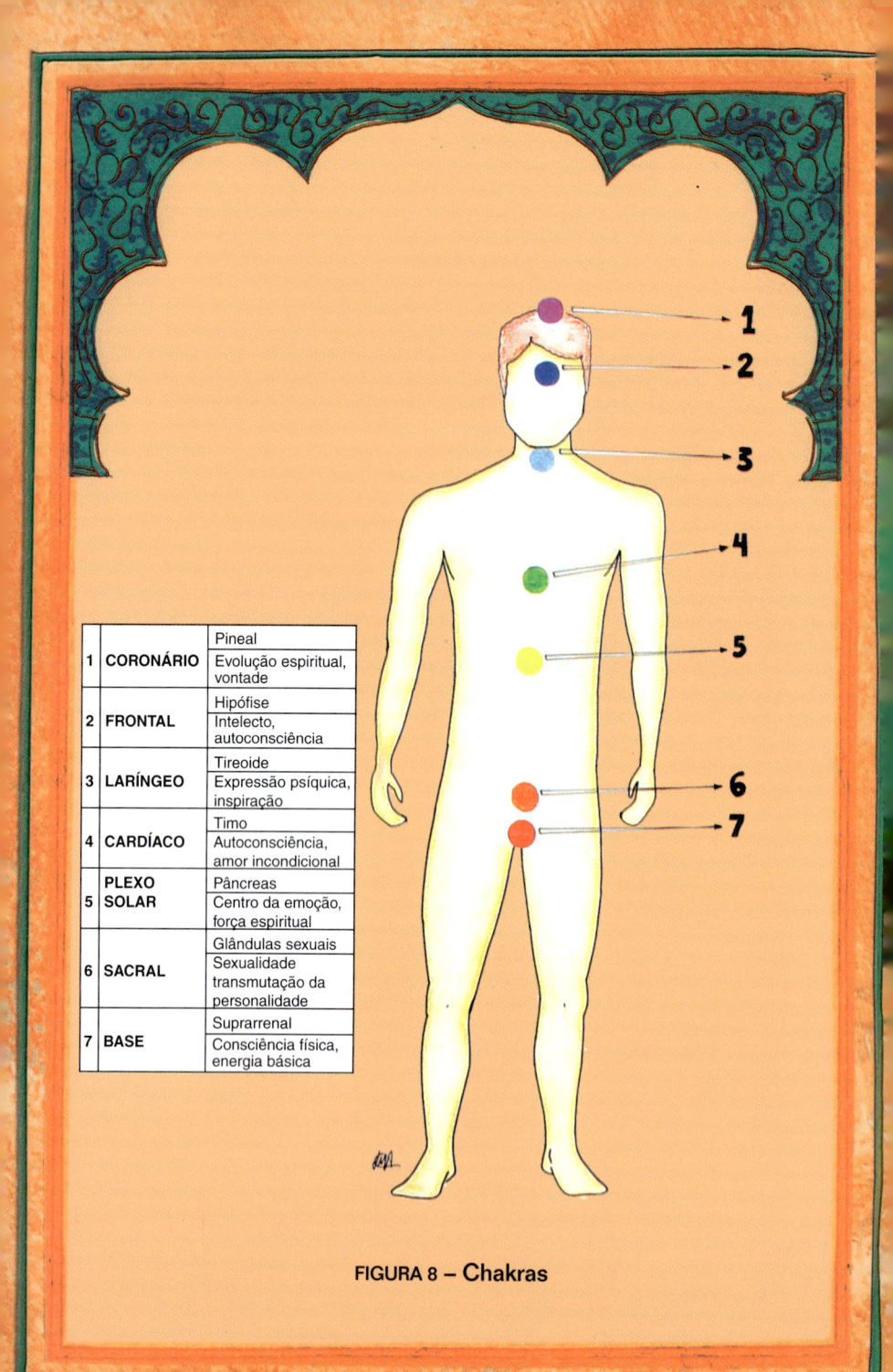

FIGURA 8 – Chakras

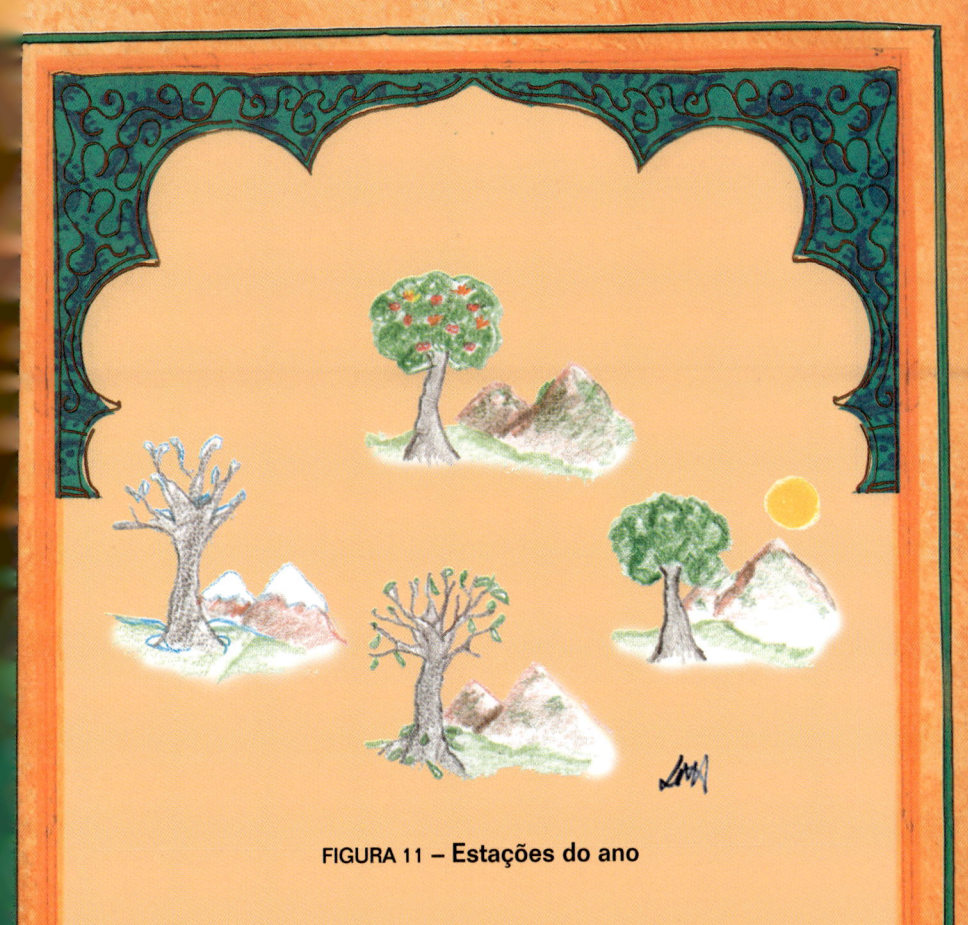

FIGURA 11 – Estações do ano

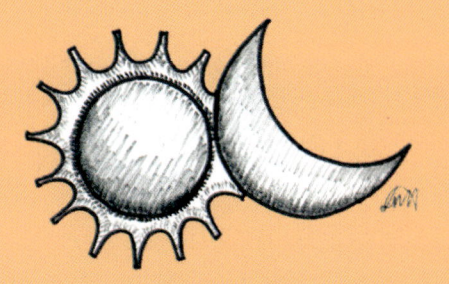

FIGURA 12 – Sol e Lua

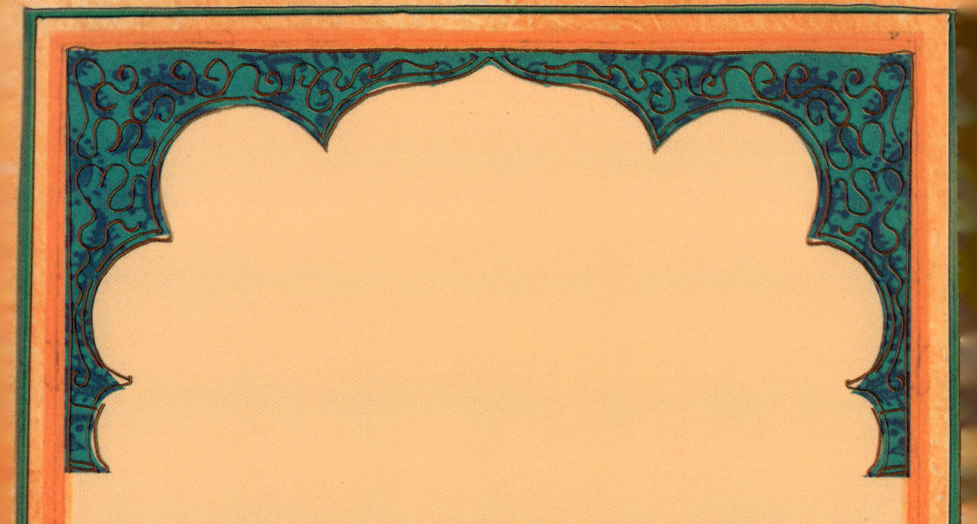

DOCE

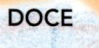 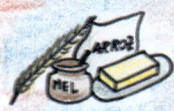

ÁCIDO

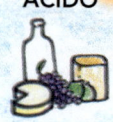

ADSTRINGENTE

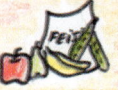

SALGADO

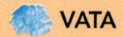

AMARGO

 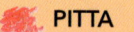

PICANTE

 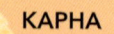

VATA   PITTA   KAPHA

FIGURA 16 – **Sabores e** *doshas*

Quando existe um desequilíbrio de *Vata/Pitta/Kapha*, os *dhatus* são afetados diretamente. O *dosha* afetado e o *dathus* atingido sempre estão envolvidos no processo da doença.

Os *doshas* em excesso podem manifestar-se nos sete tipos de tecido, dando a eles características específicas em função de suas qualidades.

Os sintomas que têm qualidades de natureza seca ou degenerativa podem ter como causa um desequilíbrio de *Vata*, portanto estão ligados à perda de volume, massa e movimento. O calor e as inflamações estão ligados a *Pitta*. O excesso de *Kapha* está ligado ao aumento de peso, da massa corporal e dos fluidos, como dos edemas e tumores.

A interação dos *doshas* promove quadros específicos; uma acumulação de *Kapha* pode bloquear a livre circulação da energia de *Vata*. Apesar de o principal sintoma ser a diminuição dos movimentos, a origem do problema está em *Kapha*.

A secura pode ocorrer pelo excesso do calor de *Pitta*. Nesse caso, *Pitta* deve ser mais acalmado do que *Vata*.

Numa evolução dos problemas dôshicos, pode-se traçar um percurso que chegue até o *dosha* desencadeador da desordem.

OS SEIS ESTÁGIOS DA DOENÇA

Segundo a *Ayurveda*, temos saúde quando o fogo da digestão, o *Agni*, e os *doshas* encontram-se em equilíbrio; os três resíduos, suor, urina e fezes, são eliminados em quantidades normais e de maneira equilibrada; os sentidos estão íntegros; corpo, mente e emoções trabalham harmoniosamente como uma entidade.

Na *Ayurveda* a doença surge a partir de um desequilíbrio entre mente, corpo e emoção que leva a um desequilíbrio entre os *doshas*.

Segundo textos antigos, o processo de doença tem seis fases:

- **Acumulação** – O processo começa com a expansão de um ou mais *doshas*.
- **Irritação** – O *dosha* se acumula e se expande além dos limites normais.
- **Disseminação** – O *dosha* se movimenta por todo o corpo.
- **Localização** – O *dosha* vagando se instala onde não é seu lugar.
- **Manifestação** – Surgem os primeiros sintomas físicos, mentais ou emocionais, mostrando onde o *dosha* se localizou.
- **Rompimento** – A doença se instala.

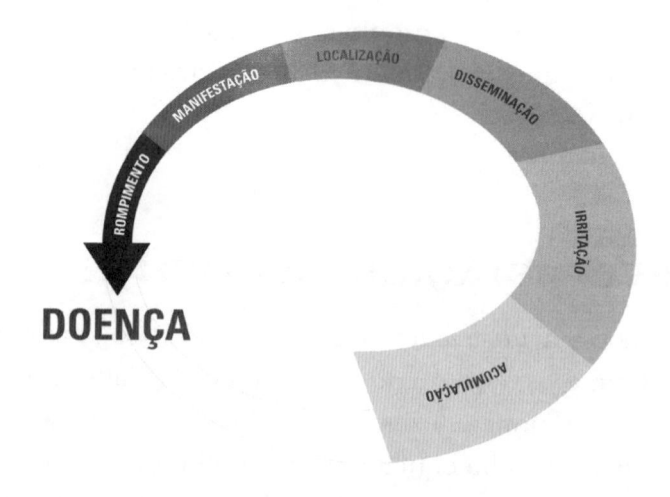

Figura 10 – O processo da doença.

As três primeiras fases são sutis, ligadas ao desequilíbrio mente-corpo-emoção, não têm sintomas físicos perceptíveis; as três últimas são relacionadas ao processo de surgimento da doença propriamente dita e podem ser notadas pelo próprio indivíduo ou numa avaliação terapêutica convencional.

A mudança ou exacerbação de um *dosha* pode resultar de uma só causa fundamental ou de efeitos acumulados de causas variadas. A causa pode ser repentina e ter um impacto imediato sobre os *doshas*.

Frequentemente, a causa é insignificante mas se consolida lentamente.

Essa causa pode vir de um fator externo, por exemplo o fato de ter uma alimentação inadequada por um longo período, provocando uma mudança gradual no equilíbrio dos *doshas*. Ou de um fator interno do corpo, por exemplo uma diminuição do processo metabólico, gerando um acúmulo de toxinas.

Acalmando o *dosha* em excesso, antes da quarta fase do processo de doença, o corpo não sofrerá um grande dano. É mais fácil retornar ao equilíbrio constitucional do *dosha* em excesso do que quando este já estiver instalado nos tecidos.

Na quarta etapa, a fragilidade de um tecido possibilita a instalação de um *dosha*, porém, neste momento, sem manifestar sinais. Se o *agni* do tecido for forte, ele protegerá o mesmo dos efeitos do *dosha* em excesso.

Evoluindo para a quinta fase, surgem os primeiros sinais e sintomas, determinando claramente onde o *dosha* em excesso se localizou, e faz-se necessário um tratamento.

Na sexta fase, a doença se instala, trazendo desequilíbrio não só à região afetada mas a todo o sistema.

No estágio de localização, o *dosha* se instala num lugar de acúmulo de *ama*. Um *agni* forte não permite que resíduos metabólicos se acumulem; ele promove a boa eliminação e mantém os processos fisiológicos sem resíduos.

Vamos tomar como exemplo o caso de um indivíduo que toma seu café da manhã às 7 horas e com frequência não almoça; seu fogo digestivo estará se enfraquecendo ao longo do dia. Às 17 horas come um salgado frito. Ao consumir um alimento como esse, repleto de toxinas vindas do óleo saturado da fritura, o aparelho digestivo sofrerá um processo irritativo pelo acúmulo de *ama* resultante da digestão. Este pode ser o início de uma gastrite, por exemplo, que elevará PITTA e levará ao desequilíbrio dos outros *doshas*.

ALTERAÇÕES EMOCIONAIS E OS DOSHAS

O corpo, os sentidos, a mente e a consciência são níveis que, em equilíbrio, permitem a plenitude do viver.

As tensões, os problemas cotidianos podem gerar desequilíbrios e doenças em qualquer um desses níveis.

Como as emoções são menos tangíveis, e o corpo é a parte mais acessível do indivíduo, é através dele que se percebe de que forma as experiências emocionais são assimiladas.

Para a *Ayurveda*, a mente tem qualidades do ser psíquico, mais sutis que as corporais. Assim como o corpo, a mente deve estar em equilíbrio para um funcionamento orgânico saudável.

Na *Ayurveda*, as doenças têm um caráter psicossomático, já que a mente e o corpo são intimamente interligados e interdependentes. A atitude e o comportamento do indivíduo refletem seu *Prakriti*. Quando o intelecto orienta os sentidos e as ações para a interação do ambiente interno do indivíduo e do externo, manifesta-se o *Vikriti*.

Os estímulos vindos do ambiente externo sensibilizam um ou mais sentidos, enviando informações que são retidas na mente, associadas a percepções ligadas a qualidades de *Vata, Pitta* e *Kapha*.

Desequilíbrios comportamentais, disfunções orgânicas e corporais, além de estímulos sensoriais excessivos, desencadeiam alterações emocionais próprias a cada *dosha*.

Assim sendo, tem-se:

VATA	Excesso de *Vata* provoca inquietação, ansiedade, medo, confusão mental, tristeza, insegurança, falta de comunicação, humor irregular e melancolia. Torna-se volúvel.
PITTA	Excesso de *Pitta* provoca irritação, cólera, pânico, frustração, vaidade, tendência a julgar ou ser muito crítico, palavras e ações desapropriadas, falta de discernimento, inveja, medo de perder o *status*, ceticismo, orgulho, repugnância. Torna-se crítica.
KAPHA	Excesso de *Kapha* provoca apatia, indiferença, ausência de compaixão, avareza, carência afetiva, comportamento obsessivo, falta de gentileza e falta de interesse. Torna-se maçante.

CONHECENDO SUA CONSTITUIÇÃO MENTE-CORPO

Sabendo-se das qualidades físicas, mentais e comportamentais de cada um dos *doshas*, pode-se ter um panorama da natureza básica de cada indivíduo: *Prakriti*.

Conforme o resultado obtido através da aplicação do questionário da página seguinte, pode-se saber o *dosha* dominante e sua combinação com os outros *doshas*.

Saber-se-á, também, se esse indivíduo está equilibrado ou não, e em quais aspectos. A partir daí, pode-se programar uma rotina adequada para melhoria da saúde e aumento do bem-estar.

A APLICAÇÃO DO QUESTIONÁRIO

Responda o questionário conforme a sua natureza mais essencial, e não de acordo com o momento presente.

Verifique cada um dos itens da 1ª coluna à esquerda e anote na coluna **dosha** a letra que mais corresponde ao seu perfil.

   Para VATA – **V**

   Para PITTA – **P**

   Para KAPHA – **K**

A letra que se repetir mais vezes será a relacionada ao seu *dosha* predominante, a segunda que mais se repetir, será referente ao seu *dosha* secundário. Se as três letras aparecerem em quantidades iguais, você será um *tridosha*.

Exemplo: V – 12 / P – 5 / K – 3. Resultado: *VATA-PITTA*.

Este questionário é útil para uma primeira reflexão da natureza do próprio indivíduo. Para uma análise mais profunda que determine o *Vikriti* e o *Prakriti*, é necessário o acompanhamento de um terapeuta ou médico ayurveda.

	VATA	PITTA	KAPHA	DOSHA
Sensibilidade à temperatura	Precisa muito de calor	Prefere o frio	Não gosta do frio	
Sede	Variável	Excessiva	Escassa	
Apetite	Variável/Escasso	Bom/Intenso/Excessivo	Pouco, mas constante	
Transpiração	Pouca	Intensa	Moderada	
Evacuação	Irregular, constipação, fezes secas, duras e pouco volume	Regular, fezes moles e de volume médio	Lenta, fezes abundantes, pesadas, regular	
Eliminação de urina	Pouco volume	Regular	Retenção hídrica	
Ciclo menstrual	Cólicas, pouco fluxo, ciclo irregular	Fluxo moderado, ciclo regular	Fluxo abundante, ciclo regular	
Sono	Leve, agitado, interrompido	Profundo, mas por curto período	Pesado, profundo, por longo período	
Sonhos	Com voos, saltos, corridas, amedontradores	Ardentes, irados, passionais, coloridos	Românticos, com água, com mar, nadando	
Atividade física	Intensa	Moderada	Letárgica	
Memória	Recente boa, remota fraca	Boa, rápida, acentuada	Lenta, durável	
Pensamento	Superficial, com muitas ideias, mais pensamentos que ações	Preciso, lógico, bom planejador de seus projetos, rápido	Calmo, lento, bom organizador	

(continuação)

	VATA	PITTA	KAPHA	DOSHA
Crenças profundas	Mudanças frequentes, sempre em busca de algo novo	Convicções fortes que podem ditar sua conduta	Crenças sólidas, dificilmente mudam	
Tendências emocionais	Ansiedade, medo, insegurança	Agressivo, irritado, crítico, prejulgamento	Avidez, possessivo, apego, autocomplacência	
Resistência física	Cansa-se facilmente e perde energia	Moderada, usa bem sua energia	Boa resistência	
Trabalho preferido	Criativo	Intelectual	Cooperativo, organizacional	
Estilo de vida	Mutante	Intenso, necessidade de cumprir compromissos	Estável e regular, tendência ao isolamento	
Ritmo das atividades	Intenso, variável	Moderado, regular	Suave, calmo	
Preferência alimentar	Alimentos frios e leves, sabor amargo ou adstringente	Alimentos leves e quentes, sabor salgado, picante e amargo	Alimentos substanciosos (massas, pães, grãos), sabor doce, salgado, ácido	

TOTAL VATA (V) =

TOTAL PITTA (P) =

TOTAL KAPHA (K) =

RESULTADO =

ORIENTAÇÃO PARA SAÚDE E BEM-ESTAR

A *Medicina Ayurvédica* vai além do tratar a doença. Ela busca tornar o indivíduo saudável.

A terapêutica deve estender-se além dos limites do consultório, ela deve ser incorporada ao cotidiano do indivíduo. Com a avaliação minuciosa do indivíduo temos o conhecimento profundo de sua natureza dôshica e assim condições para personalizar uma rotina curativa e preventiva, que leva à boa manutenção da saúde e proporciona bem-estar.

As orientações para a adoção de uma vida saudável respeitam sempre as limitações e/ou disfunções de cada um, pois o fundamental é manter os *doshas* equilibrados sempre na busca da maior proximidade ao seu *Prakriti*, que é o caminho para a saúde.

A *Ayurveda* é acima de tudo um sistema de saúde que trabalha para a prevenção de doenças e manutenção do bem--estar, e para isso se vale de terapêuticas específicas que visam o equilíbrio e a harmonia dos *doshas*.

A orientação alimentar e a fitoterapia são recursos médicos para alcançar o reequilíbrio *dôshico*.

O terapeuta corporal usa recursos valiosos para a orientação de programas de manutenção da saúde física, que promovem a funcionabilidade do corpo, a organização da postura, a liberação de tensões e o aprimoramento do gesto e do movimento.

Exercícios corporais, exercícios respiratórios, uso de aromas, massagens e automassagem, termoterapia, hidroterapia, relaxamentos são práticas terapêuticas da competência do fisioterapeuta e funcionam como recursos eficazes para conduzir o indivíduo a uma situação de equilíbrio e saúde que o aproximam de seu *Prakriti*.

A *Ayurveda* considera que a adoção de um estilo de vida saudável, condizente com os seus princípios, é a chave para se manter saudável e estar em sintonia com seus *doshas*.

OS DOSHAS E OS HORÁRIOS DO DIA

O ritmo intenso da vida moderna não favorece a adoção de hábitos básicos de cuidado pessoal. Com frequência nos esquecemos de nossa alimentação, dormimos menos do que realmente necessitamos ou não reservamos tempo necessário para o lazer e atividades que fortaleçam nossa mente e nosso espírito.

A rotina que a *Ayurveda* nos apresenta, a princípio, pode parecer difícil de ser adaptada ao nosso cotidiano, mas, se gradativamente incorporarmos novos hábitos ao nosso dia a dia, naturalmente teremos uma rotina saudável de cuidados pessoais que nos afastará dos agentes agressores e desestabilizadores da saúde.

Para se compreender a lógica da rotina, é importante comentarmos que existe uma prevalência dos *doshas* em determinados horários do dia.

Para facilitar a compreensão e memorização, usaremos o sistema de horário americano (AM-PM) como convenção para a definição do horário dos *doshas*:

DOSHA	HORÁRIO
••*KAPHA*••	6 – 10 AM / PM
••*PITTA*••	10 – 2 AM / PM
••*VATA*••	2 – 6 AM / PM

horário kapha (6h às 10h am/pm)

O horário *KAPHA* é hipometabólico e, pelas características do *dosha*, um período em que a resistência física é intensa, portanto ideal para exercícios físicos, esportes, exercícios respiratórios mais vigorosos ou trabalhos terapêuticos sobre a estrutura corporal.

As atividades físicas ou corporais no horário *KAPHA* favorecem muito a estrutura óssea e muscular, portanto doenças relacionadas a ela se beneficiam intensamente de sessões de fisioterapia realizadas nesse período. Por exemplo, trabalhar o corpo num período *KAPHA* possibilita um dia melhor para um indivíduo com artrose ou osteoporose.

O dia começa com o horário *KAPHA*, é o momento da higiene corporal, do cuidado consigo mesmo, um momento que deve ser mais pessoal, de contato com o que nos cerca no nosso meio ambiente, de análises, observações, momento de ouvir, sentir, ponderar, experiências que servem como preparação para o horário *PITTA* que se segue, que será o momento de ação.

O horário de transição de *VATA* para *KAPHA* é o ideal para meditação, já que há a transição da intensa atividade mental de *VATA* para a contemplação e o acolhimento de *KAPHA*. A alimentação no horário *KAPHA* deve ser leve devido à sua característica hipometabólica. No desequilíbrio de *KAPHA* é que encontramos a explicação dos desejos repentinos de doces no final da tarde.

HORÁRIO PITTA (10H ÀS 2H AM/PM)

É o horário de maior atividade metabólica, quando nossa energia de trabalho e ação está em seu pico. É o melhor momento para a maior refeição do dia, mas é o horário em que ficamos mais sujeitos a desgaste físico e fadiga e devemos evitar esportes e exercícios físicos intensos. Os trabalhos corporais no horário *PITTA* devem privilegiar o relaxamento físico.

O almoço de negócios, rotina na cultura ocidental, é prejudicial à saúde, pois, mesmo estando o indivíduo excitável e estimulado pela atividade de *PITTA*, essa energia deveria ser despendida exclusivamente para a atividade metabólica que a digestão necessita.

O horário *PITTA* noturno é fundamental para que, no sono, ele exerça sua função de regeneração do físico.

Os jovens se valem de estar no auge de sua idade *PITTA* para ter vitalidade e energia para suportar agitadas festas que se estendem na madrugada, em horário *PITTA*. Com o passar dos anos, normalmente não se tolera mais esse ritmo intenso, o que é natural, mas existem indivíduos que insistem em atravessar noites em intensa atividade, o que acarretará disfunções e desgaste físico.

HORÁRIO VATA (2H ÀS 6H AM/PM)

É o horário de maior atividade mental, é o momento da mente ativa e aguçada, da criatividade e de ideias.

O horário *VATA* é o momento ideal para trabalhos que exijam ligação mente e corpo, como os de coordenação motora, propriocepção e esquema corporal.

À noite, durante o sono, o horário *VATA* é de regeneração mental, fundamental a ser preservado por quem sofre dos males do estresse, tanto que é momento característico em que os insones despertam com intensa atividade mental e inquietação. A ausência do sono nesse período leva ao desgaste e à exaustão mentais.

O horário *VATA* é o mais indicado momento para o aprimoramento mental, ideal para meditação, psicanálise e estudos que exijam reflexão e raciocínio espacial.

A ROTINA AYURVEDA

O dia deve começar cedo, por volta de 5/6 horas da manhã, com o despertar sem relógio. A seguir, realiza-se a higiene pessoal com evacuação, automassagem, banho, escovação de dentes e limpeza da língua para remoção do *ama*.

Após esses cuidados pessoais, o momento é de atenção com o físico. Por ser horário de transição *VATA/KAPHA*, são indicados a prática de alongamentos, posturas de *Yoga*, exercícios respiratórios e meditação. A seguir, o café da manhã, equilibrado, que deve ser leve, pois estamos em horário *KAPHA*, hipometabólico. Assim, o indivíduo estará pronto para iniciar seu dia a dia, já que os cuidados fundamentais, aqueles de atenção com si próprio, já foram tomados.

As atividades de trabalho ou estudo seguem pela manhã até o almoço, entre 12 horas e 13 horas, no máximo da atividade *PITTA*. O almoço será a maior refeição do dia, pois este é o pico do período metabólico. Após a refeição é indicada uma caminhada leve por cinco a dez minutos, seguida de um breve descanso.

As atividades de trabalho se estendem até o final da tarde; esse período, *VATA*, é muito propício para a execução de trabalhos de criação (ex.: trabalhos publicitários) ou que necessitem de exposição (ex.: reuniões de trabalho, palestras).

O jantar deve ser leve, já que novamente estamos em horário hipometabólico, *KAPHA*, por volta das 7 horas.

Após um intervalo de três horas, por volta das 10 horas, deve-se recolher em quarto silencioso e escuro, para dormir por um período médio de 7/8 horas.

O sono no período das 10 horas às 2 horas (PM) é fundamental para a regeneração física e das 2 horas às 6 horas para a regeneração mental.

Essa rotina se torna complexa justamente por ser tão simples. Hoje se privilegia tudo o que cerca o indivíduo em detrimento dos momentos em que está voltado para si mesmo, com os cuidados de saúde e bem-estar.

A *Ayurveda* propõe isto, o encontro do indivíduo consigo mesmo, para assim se fortalecer, firmar-se em suas bases, e então sair e interagir com o mundo que o cerca, podendo corresponder às suas exigências sem se perder e caminhar para o desequilíbrio da saúde física e mental.

ESTAÇÕES DO ANO

As fases da vida, os horários do dia, assim como as estações do ano são fatores externos cíclicos que interferem no equilíbrio dos *doshas*, e, consequentemente, na saúde do indivíduo. Estar consciente dessas mudanças dos *doshas* no corpo nos ajuda a entrar em contato com o fluxo de energia no meio ambiente interno e no externo.

Cada uma das estações do ano está relacionada com as qualidades de *Vata, Pitta* e *Kapha*.

DOSHA	ESTAÇÃO	CARACTERÍSTICAS
VATA••	*Outono e início do inverno*	Tempo frio, seco e com vento
PITTA••	*Final da primavera e verão*	Tempo quente e úmido
KAPHA••	*Inverno e início da primavera*	Tempo frio e úmido

Compreendendo as qualidades de cada estação, é-se capaz de reduzir os efeitos negativos que podem ser incorporados à vida do indivíduo, trazendo desequilíbrios dôshicos.

Um *dosha* é naturalmente aumentado durante uma estação com qualidades semelhantes. Para manter o equilíbrio dôshico, deve-se estar atento às alterações de estação e fazer a adequação da alimentação, da rotina diária e da atividade física.

No inverno (*dosha Kapha* e *Vata*), frequentemente, consomem-se alimentos mais quentes, energéticos e revigorantes; parte das atividades da rotina diária tende a ficar menos dinâmica e o indivíduo a ficar mais voltado a si mesmo. A leitura, os trabalhos manuais, assistir a um filme são especialmente prazerosos nesse período.

No aconchego da casa, num ambiente mais aquecido, as reuniões em grupo ocorrem, normalmente, associadas à degustação de alimentos e bebidas calóricas.

Essa estação favorece a prática de exercícios mais vigorosos e de resistência, tais como bicicleta, corrida e fortalecimento muscular.

O inverno propicia o surgimento de contraturas musculares, algias articulares e de coluna vertebral, câimbras.

Na primavera (*dosha Kapha* e *Pitta*), consomem-se alimentos mais refrescantes, leves e de sabor suave; as atividades da rotina diária tendem à regularidade e os cuidados corporais tornam-se mais importantes, especialmente com a pele, o cabelo, as unhas e os dentes.

Nessa estação, as pessoas buscam mais contato com a natureza, devido ao estímulo visual que ela provoca. O contato com a natureza tem caráter contemplativo.

Essa estação favorece caminhadas ao ar livre, exercícios respiratórios e de alongamento, e meditação.

A primavera propicia o surgimento de alergias ligadas ao aparelho respiratório, como rinite, sinusite e bronquite, e de conjuntivites.

No verão (*dosha Pitta*), consomem-se alimentos frios e leves, como saladas e frutas; as atividades na rotina diária são intensificadas e dinâmicas. As pessoas ficam mais abertas, comunicativas e voltadas à interação com o meio externo. O contato com a natureza tem caráter interativo.

Sob a luz do sol de verão, as pessoas tornam-se mais alegres, extrovertidas, espontâneas e festivas.

As atividades físicas tendem a ser leves e ao ar livre, e as realizadas na água amenizam o efeito do calor, como os banhos de cachoeira, mar e piscina.

Surfe, rafting, windsurfe, canoagem, mergulho, asa-delta, paraquedismo, *paraglider* e montanhismo são esportes praticados junto à natureza, envolvem emoção e superação tão características das qualidades do *dosha Pitta*.

O verão propicia o surgimento de afecções de pele, inflamações articulares e quadros de irritabilidade.

No outono (*dosha Vata*), consomem-se, preferencialmente, alimentos quentes e úmidos, substanciosos.

Na rotina diária, deve-se preocupar com a hidratação geral do organismo e da pele.

Essa estação favorece momentos de criação e de reflexão.

As atividades físicas ritmadas, de coordenação, que fujam à monotonia, tais como dança, artes marciais e *Yoga*, harmonizam as qualidades do *dosha*.

O outono propicia o surgimento de depressões, nevralgias, quadros dolorosos ou de artroses.

Ver *Figura 11 – Estações do ano* – no Encarte colorido.

SOL E LUA

As fases da lua e do ciclo solar são marcas temporais, assim como os horários do dia, as estações e as fases da vida.

O sol relaciona-se com a consciência e o estado de alerta do ser humano, e a lua, com as emoções e o intelecto.

A lua, por exercer influência sobre as águas, possui atributos que se assemelham aos de *Kapha*: frio, palidez, lentidão e densidade.

Na lua cheia, *Kapha* exacerba-se, favorecendo o aumento do elemento água no corpo, em todos os seres vivos e na natureza. Na lua minguante, manifesta-se a maior expressão do *dosha Vata*. O ciclo solar influencia *Pitta*, e sua ação mais intensa ocorre na lua nova.

Ver *Figura 12 – Sol e Lua* – no Encarte colorido.

ESTILO DE VIDA

Nem sempre o estilo de vida adotado é o mais adequado para o equilíbrio dôshico de cada um. Influências que vêm do ambiente externo, impostas pela necessidade de adaptar o indivíduo ao cotidiano, fazem com que, frequentemente, ele se afaste de sua natureza básica.

A escolha de um trabalho, optar por determinadas atividades, preferências no lazer e na alimentação, e a organização de horários no dia devem ir ao encontro do *dosha* dominante para a obtenção e a manutenção do bem-estar.

Algumas atividades não podem ser alteradas por fazerem parte do cotidiano coletivo ou de atribuições vindas de opções pessoais relacionadas à carreira profissional, estrutura familiar e vida social.

A *Ayurveda* propõe mudanças gerais na vida, para o encontro do equilíbrio e para a harmonia dos *doshas*, afastando a possibilidade de doenças futuras.

Um programa equilibrado, voltado à constituição dôshica, permite que o indivíduo se sinta mais confortável e revitalizado a cada dia. Algumas atividades são benéficas ao *tridosha*, como a jardinagem, que ajuda *VATA* a estar em contato com a terra, *PITTA* a planejar e criar condições para a produção do jardim e *KAPHA*, por ter afinidade com a terra, a se beneficiar do trabalho físico. O ar fresco, além disso, traz suplemento de *prana*, proveitoso para todos os *doshas*.

A meditação, os exercícios de alongamento e o *Yoga* são favoráveis ao *tridosha* por proporcionar equilíbrio físico e mental.

Independentemente do *dosha* dominante, o equilíbrio do *dosha VATA* é fundamental, pois influencia diretamente *PITTA* e *KAPHA*. Essa influência acontece, pois *Vata*, composto pelos elementos Ar e Éter, geradores dos outros elementos (Fogo, Água e Terra), possibilita o movimento e a ação do surgimento do metabolismo de *Pitta* e da estrutura de *Kapha*. É também o *dosha* predominante no sistema nervoso.

VATA

Para o indivíduo *VATA*, a chave do seu equilíbrio é a regularidade. Quando ele a perde, passa a ter um estado de inquietação, nervosismo e fadiga.

VATA pode desequilibrar-se em função da qualidade e intensidade dos estímulos sensoriais que recebe. Ao assistir televisão, por exemplo, o excesso de estímulo visual e auditivo pode desencadear desequilíbrios, que se manifestam física ou comportamentalmente.

Para reorganizar seu cotidiano, é importante para *VATA* descansar bastante.

Numa atividade física ou mental intensa, deve com frequência fazer pausas de cinco minutos. A ingestão de líquidos aquecidos durante o dia, banhos quentes e prolongados umidificam e aquecem *VATA*, favorecendo casos de insônia e estimulando um sono reparador.

O maior desafio para o indivíduo *Vata* é alcançar a regularidade e, acima de tudo, mantê-la. Para *Vata* conquistar seu equilíbrio, esbarra na sua incapacidade de ser suficientemente concentrado nos seus afazeres cotidianos, já que se julga capaz de realizar freneticamente várias atividades, ao mesmo tempo.

Desacelerar e dar a si próprio um tempo de pensar e refletir em suas ações propiciam o cumprimento de tudo o que *Vata* se propõe a fazer, sem fadiga ou exaustão.

No âmbito profissional, *Vata* pode exercer a irregularidade, tornando-a produtiva. Em atividades profissionais ligadas a dança, artes cênicas e plásticas, literatura, publicidade, entre outras, *Vata* expressa suas qualidades, porém, se estas gerarem intensas emoções e tensões, entrará em desequilíbrio e exaustão.

Em profissões que exijam interrupções constantes, comunicação excessiva, movimentos repetitivos e tomada de decisão frente a inúmeras possibilidades, *Vata* se perturba.

O ambiente de trabalho do indivíduo *Vata* deve ser amplo, com iluminação e ventilação natural, livre de corrente fria de ar e aconchegante. *Vata* deve evitar trabalhar em ambientes com ar-condicionado, luz fria e barulho repetitivo, e com atividades relacionadas a transporte, como piloto de avião, motorista de táxi e ônibus.

No lazer, *Vata* prefere atividades ligadas à velocidade e ao movimento. Esportes que unam essas preferências à natureza, como windsurfe, vela, equitação, corrida em parques e banhos de cachoeira, possibilitam a *Vata* o contato com a água, a terra e o calor, harmonizando-o. *Vata* deve reservar alguns momentos para atividades minuciosas, tranquilas, criativas, relaxantes, como trabalhos manuais, pintura, quebra-cabeças, construir miniaturas.

Nas férias, *Vata* é beneficiado quando desfruta de um local quente e úmido por alguns dias. Roteiros turísticos com mudanças frequentes de locais e experiências novas irritam *Vata*.

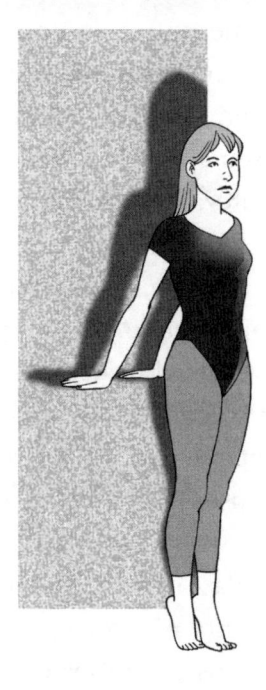

Figura 13 – Vata.

PITTA

Para *PITTA* a chave do seu equilíbrio é a moderação. De todos os *doshas* é o mais determinado, energético e desafiador. Enfrenta a vida abertamente e quanto mais difícil o desafio, melhor. Esse impulso interior é a causa de seus desequilíbrios.

O indivíduo *Pitta* é organizado de maneira eficaz, segue planos com precisão, o que o ajuda a alcançar seus objetivos. Toda sua competência pode levá-lo a assumir excessiva carga de trabalho e responsabilidades. O *workaholic* é, normalmente, um indivíduo *Pitta* em desequilíbrio, já que realiza seu trabalho com imenso prazer, julgando não necessitar de descanso.

PITTA tende, até mesmo no lazer, a buscar atividades de risco e competição. É raro encontrar um indivíduo *PITTA* sentado, observando o céu estrelado numa noite clara.

Para reorganizar seu cotidiano, *PITTA* precisa reencontrar a sua ligação com a natureza e deixar aflorar suas emoções ternas. Ele deve alternar seu trabalho com momentos de calma e mudança do seu foco de atenção. Deve estar atento a não estender o trabalho, além do ambiente e horário que lhe são atribuídos.

PITTA deve saber que o descanso é a fonte de energia dinâmica. Em desequilíbrio, tende a apresentar compulsão tanto no trabalho como alimentar. Em relação ao trabalho, deve moderar o ritmo e adotar descansos frequentes, e, na alimentação, comer quantidades menores, várias vezes ao dia.

O resfriamento ajuda a neutralizar a atividade exagerada de *PITTA*. Um banho morno, não prolongado, e a ingestão de líquidos frescos, não ácidos e de sabor adocicado, o harmonizam.

Nas atividades profissionais ligadas à política, à educação, a cargos executivos, a cirurgias, ao direito e às finanças, entre outras, *PITTA* expressa suas qualidades de eficiência, competência e determinação.

PITTA exacerba em situações de frustração, interrupção e quando perde o poder de decisão.

O ambiente de trabalho do indivíduo *PITTA* deve ser amplo, frio, sem umidade e organizado. *PITTA* deve evitar trabalhar em ambientes com fonte de calor, como fundição, caldeiraria, numa cozinha em frente ao forno.

No lazer, *PITTA* prefere atividades ligadas à competição e a desafios mentais, mas deve evitar competições de confronto e luta que aumentem sua agressividade.

Esportes como tiro ao alvo, xadrez, esgrima, futebol, *squash*, tênis, golfe, corrida de moto e cavalo são prazerosos e benéficos para *PITTA*.

Nas férias, *PITTA* deve evitar os climas quentes e buscar locais frescos, junto à natureza, onde possa praticar atividades como esqui, canoagem etc. Seus roteiros turísticos são organizados, e há frustração quando as coisas não ocorrem conforme o previsto.

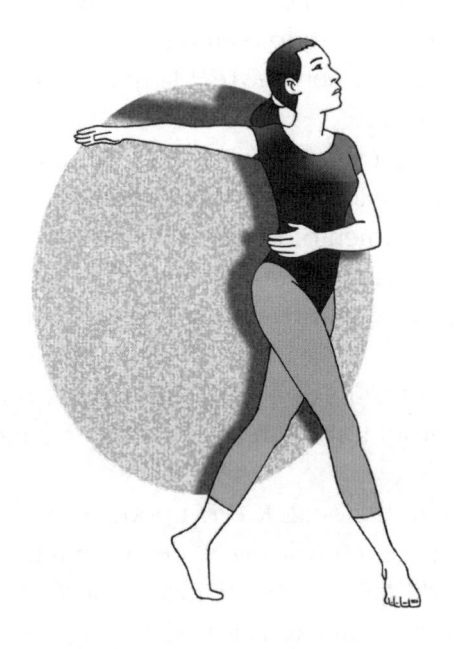

Figura 14 – Pitta.

Kapha

Para o indivíduo *Kapha* a chave do seu equilíbrio é o estímulo. Quando ele o perde, passa a um estado de dependência e de letargia.

Kapha pode se desequilibrar, em função da passividade frente à rotina e monotonia que ele mesmo cria no seu dia a dia. Para equilibrar-se, necessita de novos estímulos, novas pessoas, situações inusitadas que demandem reações e respostas dinâmicas. *KAPHA*, por ser muito resistente, perde e adquire o equilíbrio vagarosamente, da mesma forma ocorre no físico. Apresenta uma digestão lenta, que tende a acumular resíduos tóxicos, o *ama*, obstruindo o sistema e provocando eventualmente doenças.

O indivíduo *KAPHA*, para harmonizar-se, precisa de uma vida variada e estimulante, não só com relação ao ambiente externo, mas acima de tudo com relação à sua atitude interior. Assistir à televisão aumenta *KAPHA* em razão da natureza passiva dessa ocupação.

Para reorganizar seu cotidiano, *KAPHA* deve, com frequência, mudar suas atividades e rotina, numa busca constante de dinamismo e movimento. É aconselhável que ele realize suas tarefas rotineiras sempre de uma forma diferente, por exemplo, com mudanças de horários de higiene pessoal, de itinerários, de cardápio etc.

O acolhimento, típica característica de *KAPHA*, pode ser propulsor na promoção de relações e movimento na sua vida social e íntima.

No âmbito profissional, *KAPHA* pode exercer suas qualidades de observador, conciliador e de sua minúcia e paciência na realização de tarefas. As atividades profissionais que vão ao encontro dessas características são as ligadas à construção, à administração, à culinária, à enfermagem, à consultoria, ao artesanato e aos trabalhos manuais, entre outras.

O ambiente de trabalho do indivíduo *KAPHA* deve ser claro, que receba luz solar, num espaço que o mantenha em contato com outras pessoas. Deve evitar ambientes frios, úmidos e isolados.

No lazer, *KAPHA* prefere não praticar atividades físicas, aprecia observar e acompanhar seu desenvolvimento. Quando realiza um esporte prefere os de resistência, força e repetição, como musculação, halterofilismo, lutas, ginástica aeróbica, boxe, pesca, golfe, windsurfe, vôlei, entre outros.

KAPHA tem muito prazer em visitar museus, exposições, assistir concertos, filmes, tomar sol, ler e tudo que se relacione a percepção, observação e apreciação da natureza, do belo e da arte.

Nas férias, *KAPHA* é beneficiado quando desfruta de roteiros turísticos variados e que lhe ofereçam um novo interesse a cada dia.

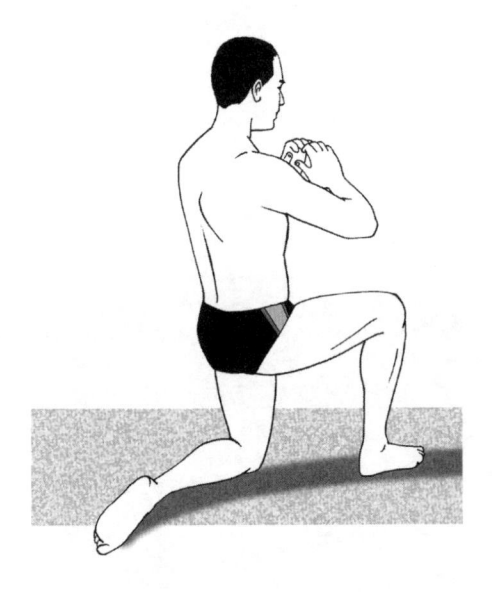

Figura 15 – Kapha.

AYURVEDA PARA SAÚDE

ALIMENTAÇÃO

A escolha de uma dieta adequada para o equilíbrio dos *doshas* é o fundamento principal para a manutenção da boa saúde.

O alimento é recurso de tratamento e importante arma na prevenção de doenças.

Na terapêutica para o tratamento de doenças e desequilíbrios dos *doshas*, inicialmente analisam-se os hábitos alimentares para assim prescrever uma rotina alimentar que inclua ou exclua certas categorias de alimentos.

A dieta equilibrada, segundo a *Ayurveda*, é estabelecida a partir do equilíbrio de grupos de alimentos classificados segundo os *seis sabores*: ácido, amargo, picante, adstringente, doce e salgado. Uma refeição saudável e harmoniosa deve conter os seis sabores.

A partir do estado de equilíbrio entre os *doshas* podem-se determinar proporções específicas de sabores para estimular ou controlar a ação de determinado *dosha*. Por exemplo, um indivíduo que tenha como *dosha* dominante *Pitta* e apresente uma gastrite deve evitar os alimentos com sabor picante e privilegiar o sabor doce e adstringente, numa terapêutica *Ayurveda*.

Os alimentos, segundo a *Ayurveda*, são ainda classificados segundo sua constituição ou a natureza de suas qualidades fundamentais.

ALIMENTOS SATTÍVICOS

Leves, de fácil digestão, de sabor suave e levemente adocicado e de coloração clara. São indicados para todos os *doshas*, aumentam a resistência física e são fundamentais para uma dieta saudável. Favorecem as emoções positivas e os estados mentais elevados.

Exemplos: mel, milho, aveia, centeio, arroz integral, trigo, manteiga clarificada (*ghee*), gergelim, lentilha seca, abóbora, cenoura, feijão branco, castanha-do-pará, castanha-de-caju, noz, laranja-lima, maçã, melancia, coco, alface, aspargo, couve-flor, mandioquinha, acelga, frutas doces em geral, água mineral etc.

ALIMENTOS RAJÁSICOS

São intermediários entre os sattívicos e os tamásicos. Têm sabor marcante, são excitantes, estimulam vigor físico e a atividade mental. Sua ingestão deve ser moderada e adequada em função do *dosha* dominante.

Exemplos: café, chá-mate, chá-verde, chá-preto, sal marinho, alho, cebola, feijão escuro, berinjela, tomate, pepino, alcachofra, agrião, rúcula, couve, salsinha, cebolinha verde, frutas ácidas, bananas em geral, queijos coalhados, manteiga com sal, carnes brancas, frutos do mar, azeitona, amendoim etc.

ALIMENTOS TAMÁSICOS

São alimentos mais pesados e de digestão mais difícil, seu consumo deve ser muito moderado, já que fermentam com facilidade. São oleosos, fortes e densos e induzem a impulsividade e a desorganização física e mental.

Exemplos: carnes vermelhas, embutidos, gordura animal, ovos, pimenta, pimentão, conservas, bebidas alcoólicas, queijos amarelos e maturados, alimentos industrializados em geral.

Cada um dos *doshas* deve privilegiar e evitar determinados alimentos.

	PREFERIR	EVITAR
VATA	Alimentos de sabor e aroma marcantes. Condimentos, alimentos substanciosos, quentes, oleosos e úmidos. Refeições em horário regular.	Alimentos frios, secos, crus, de sabor amargo e adstringente.
PITTA	Alimentos mais frescos, leves e adocicados. Sabor suave e refeições com alimentos variados.	Alimentos ácidos, salgados, carnes vermelhas, frituras e álcool. Alimentação repetida.
KAPHA	Alimentação variada e leve, de sabor picante, frutas secas, legumes, saladas. Consumir o alimento mais quente e com condimentos.	Alimentos pesados, oleosos, salgados ou excessivamente doces.

Uma dieta alimentar específica deve ser prescrita por um médico *Ayurveda* ou por um nutricionista que siga os preceitos da Medicina Ayurvédica. Outros profissionais que trabalham para a saúde de corpo devem ter conhecimento das bases da dieta *Ayurveda*, com a finalidade de reconhecer possíveis desequilíbrios vindos de uma rotina alimentar que desarmonize os *doshas*. Reconhecida a desarmonia da dieta alimentar, deve-se encaminhar o paciente para o profissional competente para que seja indicada a terapêutica alimentar mais adequada.

Os hábitos e as preferências alimentares ajudam a determinar o perfil dôshico dominante de um indivíduo, já que o alimento também é fonte de *prana* e energia para o organismo.

Cada um dos *doshas* tem uma relação específica com os alimentos.

VATA

Tem apetite irregular, com frequência pode dispensar uma refeição e em seguida comer com bom apetite. Tem preferência por alimentos leves e frescos. Se envolvido com um afazer, esquece de alimentar-se.

PITTA

Tem bom apetite, dos três *doshas* é o que mais come. Beneficia-se do fato de ser metabólico, o que não o permite engordar com facilidade.

É atraído por sabor marcante e picante.

KAPHA

Tem uma relação intensa com o alimento, já que é gustativo e olfativo. É atraído por alimentos substanciosos e doces. Come em quantidades moderadas, mesmo assim tem tendência a reter e engordar, já que seu metabolismo é lento.

OS SEIS SABORES

O elemento água é que viabiliza a experiência sensória do paladar. Uma língua úmida é fundamental para o reconhecimento dos sabores.

Sabor ácido (Fogo e Água) – Aumenta *PITTA* e *KAPHA*. Ativa a digestão e estimula a ação do *VATA* estagnado.

Sabor doce (Terra e Água) – Acalma *PITTA* e *VATA*. Reforça os tecidos, traz energia para crianças e pessoas idosas e convalescentes.

Sabor salgado (Água e Fogo) – Aumenta *PITTA* e *KAPHA*. Aumenta a atividade digestiva e a salivação. Equilibra a hidratação da pele e dos tecidos.

Sabor amargo (Ar e Éter) – Acalma *PITTA* e *KAPHA*. Equilibra a ação da gordura no corpo e reforça as resistências.

Sabor picante (Fogo e Ar) – Aumenta *VATA* e *PITTA* e acalma *KAPHA*. Estimula o apetite e o sistema imunológico.

Sabor adstringente (Ar e Terra) – Aumenta *VATA* e acalma o aumento de *PITTA* e *KAPHA*. Purifica o sangue, combate os distúrbios digestivos.

VATA	Evitar o excesso dos sabores amargo, picante e adstringente, pois aumentam o elemento AR.
PITTA	Evitar o sabor ácido, salgado e picante, pois aumentam o elemento FOGO.
KAPHA	Evitar sabor doce, ácido e salgado, pois aumentam o elemento ÁGUA.

Ver *Figura 16 – Sabores e* doshas – no Encarte colorido.

AROMAS E ÓLEOS

O aroma é todo odor que sensibiliza ou estimula o olfato no indivíduo.

A Aromaterapia *Ayurveda* emprega perfumes raros, essências florais, flores silvestres e resinas aromáticas para enviar sinais específicos a cada *dosha*.

As características do aroma e da planta que o originam vão ao encontro do perfil do *dosha* e desencadeiam respostas de estímulo, sedação ou equilíbrio de um *dosha* em específico.

VATA	Aromas quentes, ácidos e doces.	Laranja, tangerina, limão, camomila, melissa, cravo-da-índia, gerânio-rosa, erva-doce.
PITTA	Aromas frios e doces.	Lavanda, menta, rosa, sândalo, jasmim, canela.
KAPHA	Aromas quentes e amadeirados/ condimentados.	Eucalipto, cânfora, alecrim, arruda, manjericão, cardamomo.

O aroma é aplicado, com frequência, associado a óleos durante a massagem. Na *Ayurveda* os óleos preferidos são os vegetais, como o de gergelim, amêndoa, oliva, girassol e coco.

O óleo regula as condições de hidratação e maciez da pele.

Para uma pessoa de constituição *VATA* ou que está na idade *VATA*, o óleo deve ser utilizado pelo menos três vezes por semana, pois neutraliza a secura da pele e reduz a ansiedade de *VATA*. Para *PITTA* o óleo de gergelim pode ser muito quente, sendo mais conveniente o óleo de girassol ou de coco. Para *KAPHA*, naturalmente oleoso, devem-se preferir óleos mais finos, usados com moderação.

Passar o óleo em todo o corpo, uma vez por semana, é recomendável para todos os *doshas*, salvo contraindicações, como peles infectadas, pessoas com a língua recoberta de uma camada de resíduos que indica a presença de *ama,* ou que tenham incompatibilidade com outros medicamentos e tratamentos.

O aroma pode ser veiculado de outras formas, além do uso no óleo da massagem. Pode ser usado no banho, colocando algumas gotas de óleo essencial na água, ou ser espalhado no azulejo à sua frente. No ambiente, pode ser aspergido ou colocado em aromatizadores. Aplicar algumas gotas no travesseiro, na roupa de cama ou num objeto de madeira ou tecido ao lado da cama aromatiza o quarto durante toda a noite.

O contato com a natureza é fundamental, pois nela os aromas se equilibram e vão ao encontro dos *doshas* na sua essência. O cheiro de terra molhada, do mar, das flores, das madeiras, transmite a natureza constitucional de cada um.

Aromas também podem desencadear respostas, quando o estímulo sensorial remete a lembranças de situações ou momentos marcantes já vividos. Isso acontece porque existe uma memória sensorial.

O cheiro do bolo saído do forno na casa da vovó traz a lembrança de emoções ligadas a carinho e aconchego, por isso aromas conhecidos mexem com nossas emoções.

AUTOMASSAGEM E ESCOVAÇÕES

A massagem tem ação calmante sobre dois sistemas principais do organismo: o nervoso e o endócrino. Na *Ayurveda,* a massagem deve ser matinal, usando-se uma fina camada de óleo aquecido sobre o corpo, antes do banho. *VATA* é o mais beneficiado por essa prática, pois equilibra suas qualidades de frio e seco. O equilíbrio de *VATA* pela manhã traz uma grande sensação de harmonia também aos *doshas PITTA* e *KAPHA*.

O indivíduo *VATA* sente menos ansiedade e fica menos disperso ao longo do dia quando se massageia regularmente.

A eficiência da massagem se dá, pois é feita na pele, que contém centenas de nervos cutâneos ligados a todas as partes do corpo, e também por esta ser um grande produtor de hormônios endócrinos.

A **automassagem**, na *Ayurveda*, é conhecida pelo nome de *Abhyanga*, mas também pode ser aplicada como tratamento por dois terapeutas, um a cada lado do corpo, de forma sincronizada e simultânea.

Utiliza-se também uma adaptação da *Abhyanga* para o cotidiano moderno. É uma automassagem mais curta, onde se trabalham somente a cabeça e os pés.

ABHYANGA

A massagem completa dura de cinco a dez minutos. Os indianos fazem a massagem com o óleo aquecido, com temperatura um pouco acima da corporal.

É recomendável fazer a massagem no banheiro, pois sempre respinga um pouco de óleo.

Manter uma camada fina do óleo sobre o corpo, após a massagem, é benéfico para tonificar a pele, equilibrar VATA e ter os músculos aquecidos durante todo o dia. Sugere-se o banho com água morna e sabonete suave.

A massagem tem a seguinte sequência:

1) Cabeça – coloque uma colher de óleo sobre o couro cabeludo e massageie vigorosamente com a palma das mãos, não com os dedos, com movimentos circulares.

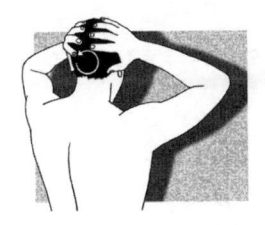

MASSAGEAR O COURO CABELUDO COM MOVIMENTOS CIRCULARES.

Continue em direção à face e às orelhas, com movimentos mais suaves. Daí massageie as têmporas e a região posterior das orelhas (acalma especialmente o *dosha* VATA).

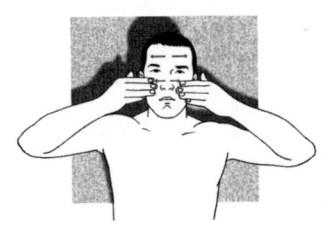

TRAÇOS HORIZONTAIS NA FACE.

2) Com um pouco mais de óleo, massageie o pescoço (frente e trás) e depois os ombros, com a palma e os dedos das mãos.

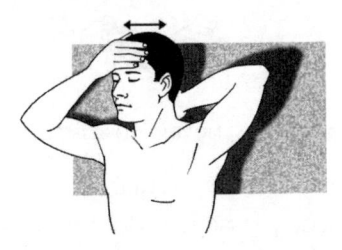

MASSAGEAR A TESTA E O PESCOÇO, INDO DE UM LADO AO OUTRO.

3) Braços – massagem vigorosa com movimentos circulares nos ombros e cotovelos; e longos para cima e para baixo, no comprimento dos ossos.

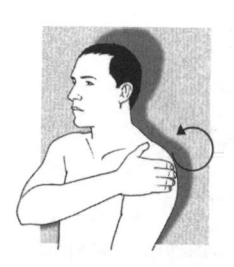
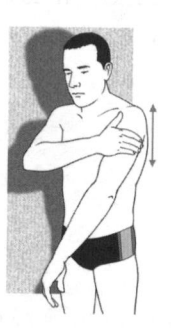

MASSAGEAR O OMBRO COM MOVIMENTOS CIRCULARES.

MASSAGEAR COM MOVIMENTOS VAIVÉM AO LONGO DO COMPRIMENTO DOS OSSOS.

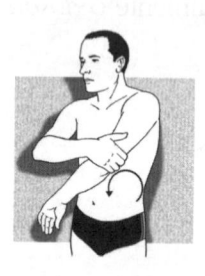
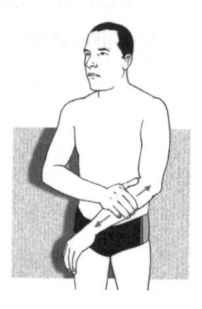

MASSAGEAR O COTOVELO COM MOVIMENTOS CIRCULARES.

MASSAGEAR COM MOVIMENTOS VAIVÉM AO LONGO DO COMPRIMENTO DOS OSSOS.

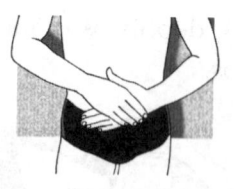

MASSAGEAR A MÃO COM MOVIMENTOS CIRCULARES E TRAÇOS.

4) Tronco – movimentos circulares, no sentido horário, não tão vigorosos, massageando tórax, abdômen e baixo abdômen.

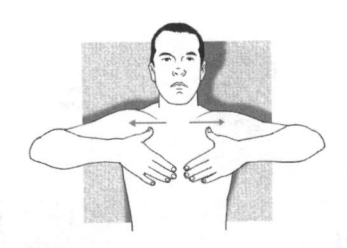

MASSAGEAR O TÓRAX COM MOVIMENTOS
HORIZONTAIS E CIRCULARES.

5) Costas – massagear com movimentos para cima e para baixo, na medida do possível de alcance das mãos.

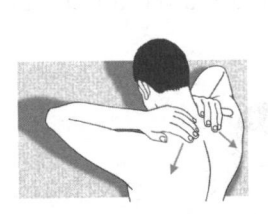

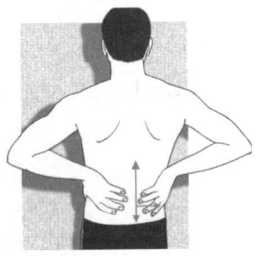

MASSAGEAR AS COSTAS COM
DESLIZAMENTOS NO SENTIDO LATERAL.

MASSAGEAR AO LONGO DA
COLUNA E COM TRAÇOS LATERAIS.

6) Pernas – repita o mesmo processo usado nos braços.

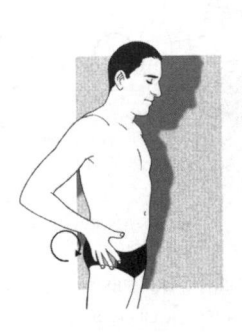

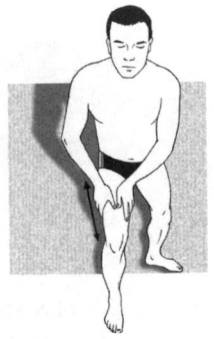

MASSAGEAR OS QUADRIS COM
MOVIMENTOS CIRCULARES.

MASSAGEAR COM MOVIMENTOS VAIVÉM
AO LONGO DO COMPRIMENTO DOS OSSOS.

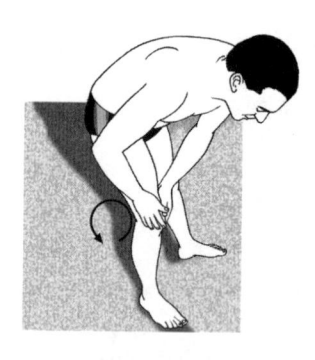 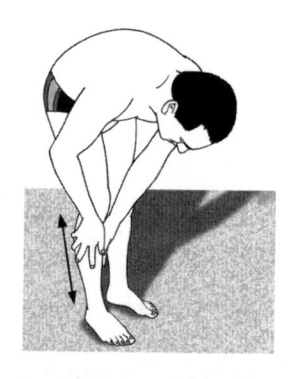

MASSAGEAR O JOELHO COM COM MOVIMENTOS CIRCULARES.

MASSAGEAR COM MOVIMENTO VAIVÉM AO LONGO DO COMPRIMENTO DOS OSSOS.

7) Pés – massagear, vigorosamente, tanto a planta quanto os dedos dos pés.

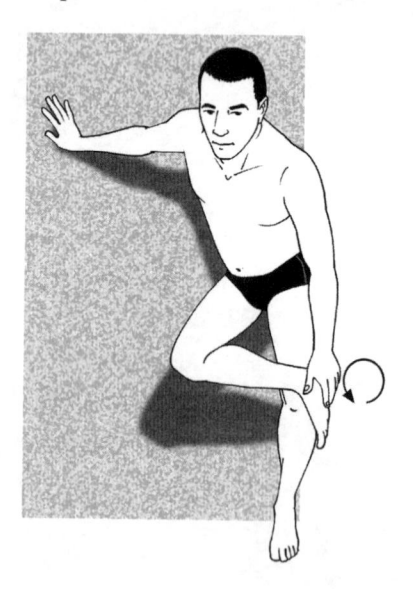

MASSAGEAR PLANTA E DEDOS DOS PÉS COM MOVIMENTOS CIRCULARES VIGOROSOS.

MINI-ABHYANGA

Se estiver com pouco tempo, faça uma massagem curta, com duração de um a dois minutos.

Na MINI-ABHYANGA, massageiam-se só a cabeça e os pés. Duas colheres de óleo são suficientes.

1) Massagear o couro cabeludo com as palmas das mãos, fazendo movimentos circulares.

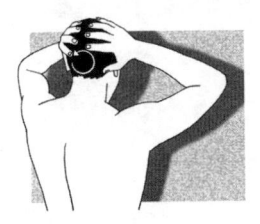

MASSAGEAR O COURO CABELUDO COM MOVIMENTOS CIRCULARES.

2) Massagear a testa com a palma da mão, indo de um lado para o outro.

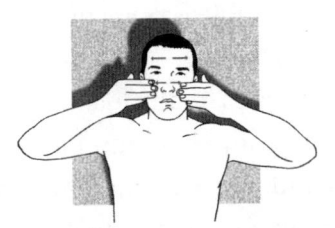

TRAÇOS HORIZONTAIS NA FACE.

3) Massagear a parte da frente e de trás do pescoço.

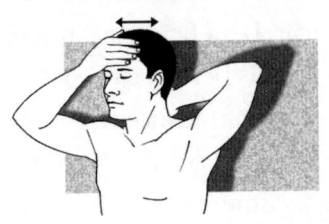

MASSAGEAR A TESTA E O PESCOÇO, INDO DE UM LADO AO OUTRO.

4) Massagear vigorosamente a planta e os dedos dos pés.

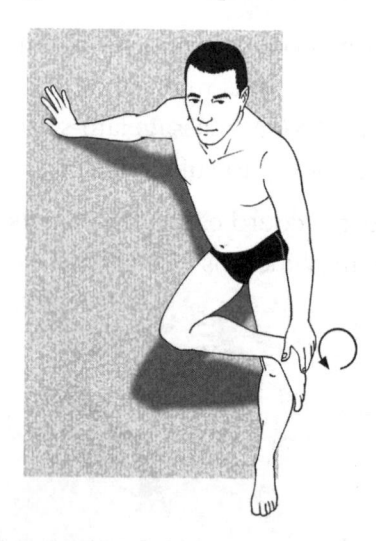

MASSAGEAR PLANTA E DEDOS DOS PÉS
COM MOVIMENTOS CIRCULARES VIGOROSOS.

Ao terminar, sente-se quieto por alguns segundos e, depois, tome seu banho normalmente.

A **escovação**, fricções realizadas com escova, luva ou bucha vegetal, estimula a pele como na massagem. Deve ser feita no sentido ascendente, de fora para dentro nos segmentos longos; nas articulações e no abdômen devem ser feitos movimentos circulares.

Em função do ritmo, da intensidade e da frequência das aplicações, a escovação beneficia mais um *dosha* do que outro.

KAPHA é o *dosha* mais beneficiado pela escovação, devendo ser vigorosa, intensa e com ritmo acelerado. Para *VATA*, deve ser mais ritmada e mais relaxante. Para a constituição *PITTA*, de pele sensível e facilmente irritável, a escovação deve ser moderada e aplicada de acordo com a aceitação do indivíduo.

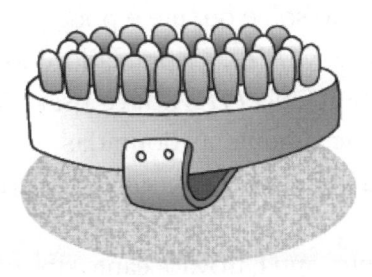

Figura 17 – Escova.

CORES E SONS

Diferentes qualidades são associadas a diferentes cores. Pode-se usar a cor para agir sobre o bem-estar de *VATA, PITTA* e *KAPHA*, através de suas roupas, da escolha da decoração da casa e do local de trabalho.

As séries de nuances refletem as diferentes facetas de uma cor. O vermelho é associado ao calor, à violência, à agressão, à paixão, ao poder, à dominação, mas pode também ser estimulante, reconfortante e aquecedor.

O laranja e o amarelo são cores quentes e estimulantes que aumentam *PITTA*, portanto suas nuances fortes e sombreadas não são aconselháveis. O amarelo solar reanima os indivíduos *VATA* com tendência à depressão.

O vermelho exacerba *PITTA*, aquece *VATA* e estimula *KAPHA*. O rosa por ser mais calmante e suave, exacerba *KAPHA*, podendo trazer letargia.

Os tons verdes acalmam e refrescam *PITTA*, e aumentam *KAPHA*. O azul e o violeta são cores que resfriam, podendo trazer benefícios à constituição *PITTA*.

O dourado, cor do sol, é quente e pode ser usado para uma constituição *VATA* e *KAPHA*. O prateado é associado à lua e é refrescante. O indivíduo *PITTA* deve usar bijuterias ou joias prateadas, preferencialmente às douradas.

Os sons, assim como as cores, são associados a qualidades dos *doshas*.

Os sons do vento, água, trovão, canto dos pássaros, crepitar do fogo, chuva, mar nos remetem a um estado de paz, já que eles interagem diretamente com os cinco elementos, mantendo o equilíbrio de nossa ecologia interna.

A música deve fazer parte da vida das pessoas. Ela pode ser apreciada no trabalho, no carro, durante a meditação, no lazer, desde que se harmonize com a constituição dôshica do indivíduo ou com a natureza da atividade que estiver sendo realizada. A música pode ser ouvida antes de dormir, porém não é aconselhável durante o sono por perturbar o *dosha VATA*.

Cada um dos *doshas* é favorecido especialmente por certas categorias de sons.

DOSHAS	SONS QUE EQUILIBRAM
VATA	Relaxantes/Rítmicos
PITTA	Relaxantes/Sons da natureza
KAPHA	Vibrantes/Estimulantes

ATIVIDADE FÍSICA, EXERCÍCIOS CORPORAIS E RESPIRATÓRIOS

A prática regular de exercícios ajuda na eliminação de toxinas, resultantes do metabolismo celular, mantendo assim os músculos revitalizados e livres da fadiga.

Essa prática ajuda a melhorar a digestão, consequentemente aumenta *agni* e impede a obstrução dos canais de circulação (*nadis*) do *prana*. Os exercícios devem ser adaptados a cada constituição dôshica. A duração e a frequência dos exercícios dependem de cada indivíduo. Para a *Ayurveda*, cada indivíduo deve praticar exercícios de acordo com sua capacidade.

O *Yoga*, a natação e a caminhada são bons exercícios para todos os tipos de constituição, equilibram os três *doshas* e podem ser praticados sozinhos ou associados entre si.

Os jovens e os idosos não devem praticar exercícios fatigantes. E, em casos de infecção, inflamação ou febre, os exercícios devem ser suspensos.

VATA

Os exercícios indicados devem dar ênfase ao equilíbrio e alongamento. Deve-se evitar exercícios aeróbicos, corrida e todos os que sobrecarreguem as articulações, já que estas são particularmente vulneráveis. Para *VATA*, o importante é controlar sua impulsividade.

Atividades mais indicadas: alongamentos suaves, andar tranquilamente, posturas de *Yoga*, andar de bicicleta, dançar, nadar.

Efeitos do exercício para VATA – aumenta sua agilidade, energia e coordenação.

PITTA

Os exercícios indicados devem dar ênfase à interiorização e não à competitividade. A necessidade da vitória faz com que *PITTA* perca o sentido do lazer.

Os alongamentos pré e pós-atividade física são essenciais para *PITTA*.

Atividades mais indicadas: artes marciais, marcha acelerada, jogging, montanhismo, esportes aquáticos, andar de bicicleta e esportes de inverno como esquiar.

Efeitos do exercício para PITTA – equilibra a circulação e a eficiência cardiovascular, relaxa e libera tensões musculares.

kapha

Os exercícios indicados para *KAPHA* devem dar ênfase à resistência, à força e ao movimento. Os exercícios vigorosos beneficiam *KAPHA*, porém dos três *doshas* é o que menos se interessa por atividades físicas.

Atividades mais indicadas: corrida de resistência, lutas, ginástica aeróbica e musculação.

Efeitos do exercício para KAPHA – equilibra a força, a estabilidade e a resistência e estimula a ação e o movimento.

TRATAKAS – O EXERCÍCIO PARA OS OLHOS

São exercícios realizados com os olhos, que estimulam e desenvolvem diferentes partes do cérebro, resultando no aumento de lembranças, percepções e intuição. Esta sequência é válida para o destro; no caso do canhoto, a direção dos movimentos deve ser invertida.

- **Olhar para cima e para a esquerda**: reforça lembranças da memória visual.
- **Olhar para baixo ou horizontalmente e para a esquerda**: reforça lembranças da memória auditiva.
- **Olhar para baixo e para a direita**: desenvolve o sentido cinestésico, as emoções e os sentimentos.
- **Olhar para cima e para a direita**: desenvolve a criação de novas expressões visuais.
- **Olhar horizontalmente para a direita**: desenvolve a criação de novas formas auditivas.
- **Olhar para a ponta do nariz**: desenvolve o olfato.
- **Olhar em direção à língua**: desenvolve a gustação.
- **Olhar entre as sobrancelhas**: desenvolve a intuição.

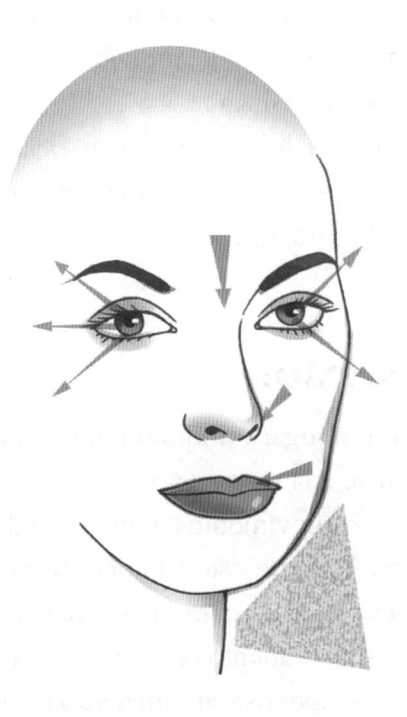

Figura 18 – Tratakas.

EXERCÍCIOS PARA O BEM-ESTAR

O caminho natural para o bem-estar inicia-se com as verdadeiras funções do movimento, sentindo e compreendendo o que o corpo pede e necessita para estar em equilíbrio.

Começar por inspirar, profunda e demoradamente, e expirar o ar em um esvaziar absoluto, *suspiro;* valer-se dos *bocejos* de alívio e distensionamento de todos os músculos da respiração e da face; e *espreguiçar*, liberando os bloqueios e as tensões musculares, são ferramentas simples e importantes para a manutenção da saúde e do bem-estar.

Espreguiçar, bocejar e suspirar são ações simples e prazerosas que devem reincorporar-se ao cotidiano, resgatando uma hegemonia inata a todo indivíduo independentemente da sua constituição dôshica.

Uma série simples de movimentos associada ao *espreguiçar, bocejar e suspirar* pode ser praticada diariamente pela manhã ou no final do dia (horário *KAPHA*).

PREPARAÇÃO:

- ✆ Procure um lugar tranquilo para realizar o exercício.
- ✆ Harmonize sua respiração.
- ✆ Realize os movimentos com suavidade; a partir do momento em que esteja familiarizado com a série, ela pode ser realizada com mais dinâmica.
- ✆ Realize os movimentos coordenados com a respiração.
- ✆ Respeite sempre os seus limites ao realizar os exercícios.

OS OITOS MOVIMENTOS PARA A HARMONIA DO DOSHA

Os oito movimentos para a harmonia do *dosha* formam uma série direcionada para cada *dosha*.

Os oito movimentos beneficiam e harmonizam o *Prakriti* do indivíduo ou minimizam a ação exacerbada em uma situação de desequilíbrio de determinado *dosha*.

As três séries podem ser praticadas independentemente do *Prakriti* do indivíduo, se utilizadas em função das variações climáticas, épocas da vida ou de alterações emocionais.

O ideal seria que as séries fossem praticadas no horário do *dosha* correspondente, mas, nem sempre isto sendo possível, deve-se procurar um momento tranquilo dentro da rotina diária.

Para desfrutar ao máximo esse momento de reencontro com a harmonia, deve-se criar uma situação que nutra um ritual de cuidado e encontro do indivíduo com sua essência dôshica.

Vata tende a ser disperso e desatento e tem no ritual uma forma de centralização e atenção, pontuando uma situação de importância para seu equilíbrio.

Pitta, que é ação, encontra no ritual um momento de calma e suavidade para sua constituição tão intensa e vigorosa.

Kapha, que tende à contemplação e passividade, beneficia-se do ritual por lhe proporcionar movimentação e vigor.

VATA

1. *Percussão dos calcanhares*
   Em pé, pés paralelos, elevar e baixar os calcanhares,

batendo-os no chão em intervalos curtos e ritmados. Respiração livre. Repetir dez vezes.

2. *Círculo frontal*

Em pé, pés afastados, braços estendidos à frente do corpo com as mãos entrelaçadas. Descrever um círculo, iniciando da esquerda para a direita, associando a inspiração no momento em que as mãos se afastam do corpo, e a expiração quando as mesmas se aproximam. Repetir o movimento três vezes e depois no sentido contrário (da direita para esquerda).

3. *Percussão no tórax*

Em pé, pés afastados, respiração livre. Com as mãos em concha, percutir a parte anterior do tórax em um ritmo de trote equino. Repetir até sentir toda a região aquecida. Como evolução, pode-se associar sons espontâneos.

4. *Círculo lateral*

Em pé, pés paralelos, dar um passo lateral, à esquerda, e simultaneamente descrever um grande círculo com os braços à frente do corpo. Inspirar quando os braços estiverem para o alto e expirar quando os braços estiverem descendo. Repetir o movimento três vezes e depois para o outro lado.

5. *Olhar panorâmico*

Em pé, pés afastados, abra o braço esquerdo lateralmente, na altura do ombro. Mantendo os pés fixos, leve o braço para trás acompanhando o movimento com o olhar em uma inspiração; mantenha a posição por três segundos, retendo a respiração. Relaxe o braço, expirando. Repetir o movimento por três vezes, alternando com o lado direito.

6. *Transferindo*

Em pé, pé esquerdo à frente. Expire estendendo os braços para frente como se estivesse empurrando algo pesado. Durante o movimento, transfira o peso para o pé esquerdo. Retorne à posição inicial e repita para o outro lado. Repetir três vezes alternadamente.

7. *Inclinando*
Em pé, pés paralelos e joelhos levemente fletidos. Elevar os braços para o alto da cabeça, inspirando. Expirar levando os braços para baixo, inclinando o tronco. Repetir três vezes.

8. *Elevando*
Em pé, pés paralelos e joelhos estendidos. Elevar os braços para o alto da cabeça e, inspirando, crescer como para alcançar algo. Expirar e soltar os braços vigorosamente. Repetir três vezes.

pitta

1. *Soltando*
Em pé, pés afastados, flexionar e estender os joelhos, realizando o movimento bem solto. Repetir dez vezes.

2. *Círculo da bacia*
Em pé, pés afastados, joelhos levemente fletidos. Descrever um grande círculo com a bacia. Iniciar o movimento para a esquerda e alternar com o lado direito. Repetir alternadamente três vezes.

3. *Círculo do ombro*
Em pé, pés afastados, joelhos levemente fletidos. Fazer movimentos circulares alternadamente com os dois ombros. Realizar os movimentos nos dois sentidos cinco vezes.

4. *Círculo dos braços*
Em pé, pés afastados, joelhos levemente fletidos. Braços estendidos e mãos entrelaçadas no alto da cabeça.

Descrever um grande círculo à frente do corpo, mantendo as mãos entrelaçadas. Respiração livre. Repetir cinco vezes de cada lado.

5. *Círculo da cabeça*
Em pé, pés afastados, joelhos levemente fletidos. Descrever um grande círculo com a cabeça, cinco vezes em um sentido e cinco vezes em outro. Respiração livre.

6. *Respiração do coração*
Em pé, pés afastados, joelhos levemente fletidos. Elevar os braços para o alto da cabeça, inspirando pela boca. Expirar pela boca soltando o ar a partir da garganta, abrindo os braços lateralmente e descendo até as mãos se encontrarem à frente do corpo. Repetir cinco vezes.

7. *Arco lateral*
Em pé, pés bem afastados, braços abertos na altura dos ombros. Expirando, flexionar a perna esquerda, transferindo o peso. Olhar para a mão esquerda que está fletida com os dedos em direção ao teto. Manter por três segundos e voltar, inspirando. Repetir alternadamente três vezes.

8. *Triângulo*
Agachado, mãos apoiadas no chão. Inspirar estendendo as pernas e mantendo as mãos no chão. Expirando, transferir o peso para as mãos e manter por três segundos. Retornar à posição inicial, inspirando. Repetir três vezes.

kapha

1. *Giro pivô*
Em pé, pés afastados, girar o tronco de um lado para o outro com os braços soltos. Repetir dez vezes.

2. *Grande círculo*
   Em pé, pés afastados, joelhos levemente fletidos. Elevar os braços para o alto da cabeça e descrever um círculo que se prolongue até o chão. Repetir três vezes de cada lado. Respiração livre.

3. *Despertar das mãos*
   Em pé, pés afastados, joelhos levemente fletidos. Descrever dois círculos laterais com os braços, abrindo e fechando as mãos vigorosamente. Repetir três vezes em cada sentido.

4. *Avião*
   Em pé, pés bem afastados, braços abertos na altura dos ombros. Inclinar o tronco lateralmente para a esquerda, levando a mão homolateral até a parte externa da perna. Acompanhar o movimento com o olhar. Repetir alternadamente três vezes.

5. *Marcha*
   Em pé, pés paralelos, elevar o joelho esquerdo até a altura do quadril e tocá-lo com a mão contralateral. Alternar o movimento dez vezes.

6. *Percussão dos pés*
   Em pé, pés paralelos, bater os pés contra o chão alternadamente. Repetir dez vezes.

7. *Gato*
   Em pé, pés afastados, joelhos levemente fletidos. Expirar com os braços estendidos à frente do tronco com as mãos entrelaçadas, espreguiçando o tronco em um leve enrolar. Repetir três vezes.

8. *Respiração*
   Em pé, pés afastados, joelhos levemente fletidos, dedos das mãos se tocam com as palmas das mãos voltadas para cima. Inspirar profundamente, elevando as mãos

até a altura do peito. Expirar em três tempos, pela boca, vigorosamente, com as palmas das mãos voltadas para baixo como se estivessem empurrando algo a cada expiração. Repetir cinco vezes.

EXERCÍCIOS RESPIRATÓRIOS

Para a *Ayurveda*, os exercícios respiratórios são muito importantes, já que eles aprimoram a captação do PRANA. No *Yoga*, esses exercícios são chamados de *pranayamas* e têm influência específica sobre os *doshas*.

Os exercícios respiratórios podem ser calmantes (equilibrando *VATA*), refrescantes (equilibrando *PITTA*) ou energizantes (equilibrando *KAPHA*).

TÉCNICAS CALMANTES

Exercício 1

Esta técnica consiste em respirar por narinas alternadas. Obstrua a narina direita com o dedo polegar, inspirando pela esquerda. Segure a respiração com os pulmões cheios por alguns instantes e troque a narina em atividade (troque a narina em atividade somente com os pulmões cheios). Volte a inspirar pela mesma narina que você expirou e continue repetindo várias vezes.

Nadis significa canal de circulação de energia e *shodhana* significa limpeza. Essa técnica purifica os canais através dos quais a energia e a informação fluem.

Exercício 2
Inspire profundamente e, ao expirar, faça-o emitindo o som de um besouro atrás da sua garganta. Esse processo é particularmente usado quando o som é projetado para uma área onde você está com dificuldades, tais como os seios da face e a garganta. Essa projeção permite que a energia circule e tenha um efeito curativo naquelas áreas.

Essas duas técnicas para acalmar o **DOSHA VATA** devem ser usadas quando a pessoa sentir-se ansiosa ou para ajudar a centralizar e aquietar a mente. Podem ser úteis para a preparação a para dormir.

TÉCNICAS REFRESCANTES

Exercício 1
Inspira-se e expira-se através do nariz, com a glote parcialmente fechada, para que o ar seja sentido no palato (céu da boca). Esse exercício produz um efeito refrescante na parte atrás da garganta e é uma maneira eficiente de levar oxigênio aos pulmões. É interessante fazê-lo durante a ginástica, pois melhorará a resistência e a capacidade aeróbica.

Exercício 2
Faz-se um túnel com a língua em forma de calha, inspira-se e retém-se o ar por alguns instantes, e depois expira-se lentamente pelas narinas.

Esses dois exercícios são usados para refrescar o **DOSHA PITTA** e são úteis quando a pessoa sentir-se irritada, impaciente ou com calor.

TÉCNICAS ENERGIZANTES

Exercício 1

Inspira-se pelo nariz passivamente e faz-se uma expiração vigorosa. A técnica consiste em contrair vigorosamente o diafragma para expirar o ar. *Kapalabhati* significa *crânio brilhante*, e é tido como um dos mais importantes exercícios de purificação, ajudando a eliminar as toxinas.

Recomenda-se fazer três séries de dez repetições, com um minuto de descanso entre as séries. Ocorrendo tonturas, reduz-se o número de repetições até ficar confortável.

Exercício 2

Significa a respiração do fole acelerado. Inspira-se pelo diafragma e faz-se uma expiração forçada pelo nariz. Ao fazer esse exercício, é importante manter o corpo todo relaxado, com exceção do diafragma. Começa-se com um repetição por segundo, aumentando o ritmo para duas por segundo, ao sentir-se confortável. Recomenda-se fazer uma série de quinze a vinte repetições. É normal ocorrer uma sensação de cabeça vazia ou zumbido nos ouvidos, caso em que se deve diminuir o número de repetições.

Esses dois exercícios são usados para energizar o **DOSHA KAPHA** e são recomendados quando a pessoa sentir-se apática, preguiçosa ou com necessidade de aumentar o nível de energia.

Ao terminar a execução de qualquer dessas técnicas de respiração, descanse alguns momentos com os olhos fechados. Respire devagar e tranquilamente, permitindo que sua atenção fixe-se em suas sensações físicas. Esse período de repouso facilita a integração mente-corpo e meio ambiente, que se manifesta no PRANAYAMAS.

BIBLIOGRAFIA

BIENFAIT, Marcel. *Fáscias e pompages – estudo e tratamento do esqueleto fibroso*. São Paulo: Summus, 1999.

_____. *Fisiologia da terapia manual*. São Paulo: Summus, 2000.

_____. *Os desequilíbrios estáticos*. São Paulo: Summus, 1995.

BONTEMPO, Dr. Márcio. *Alimentação – guia prático de medicina natural*. São Paulo: Nova Cultural, 1992.

_____. *Medicina oriental – guia prático de medicina natural*. São Paulo: Nova Cultural, 1992.

_____. *Plantas medicinais – guia prático de medicina natural*. São Paulo: Nova Cultural, 1992.

_____. *Sabedoria popular – guia prático de medicina natural*. São Paulo: Nova Cultural, 1992.

BRENNAN, Bárbara Ann. *Mãos de luz*. São Paulo: Pensamento, 1983.

CHOPRA, Dr. Deepak. *Saúde perfeita*. São Paulo: Best Seller, 1991.

CHOPRA, A. and DOIPHODE, V. Ayurvedic Medicine – Complementary and Alternative Medicine. *Medical Clinics of North America*, v. 86, jan. 2002.

DE LUCCA, Márcia. Apostila do Curso *A Magia da Cura*. São Paulo: Ciyma – Centro Integrado de Yoga, Meditação e Ayurveda, 1998.

DURANT, Will. *História da civilização– nossa herança oriental*. Tomo 3º. São Paulo: Cia. Editora Nacional, 1957.

EDDE, Gerard. *A medicina ayurvédica*. São Paulo: Ibrasa, 1993.

GUYTON, A. C. *Fisiologia humana*. Rio de Janeiro: Interamericana, 1974.

IORARI, Harish. *Manual de massagem ayurvédica*. São Paulo: Ground, 2001.

JUNIUS, Manfred; DASH, Bragwan. *Manuale di ayurveda*. Roma: Mediterranee, 1998.

KARAGULLA, M. D. S.; KUNZ, D. G. *Os chackras e os campos de energia humanos*. São Paulo: Pensamento, 1989.

LAD, Dr. Vassant. *Ayurveda– la ciencia de curarse uno mismo*. México: Editorial Pax, 1992.

LAVABRE, Marcel. *Aromaterapia*. São Paulo: Nova Era, 1992.

MACHADO, A. *Neuroanatomia funcional*. São Paulo: Atheneu, 1985.

MARINO, Maria Inês. Apostila do Curso *Abordagem Holística em Fisioterapia*, 1992.

MARINO, Maria Inês; DAMBRY, Walkyria. Apostila do Curso *Massagem Ayurvédica*, 2003.

MORRISON, Judith H. *Le Livre de l´ayurveda – le guide personnel du bien-être*. Paris: Le Courrier du Livre, 1995.

REDDY, Bokkulla. Medicina Tradicional Indiana – o Portal do Rejuvenescimento. *O Mundo da Saúde*, São Paulo, ano 24, n. 6, nov./dez. 2000.

SAMPAIO, Sebastião; RIVITTI, Evandro; CASTRO, Raymundo. *Dermatologia básica*. 3. ed. São Paulo: Artes Médicas, 1987.

VALNET, Dr. J. *Aromathérapie*. Maloine Editeur.

VINÃS, Dr. Frederic. *Hidroterapia – la curación por el agua*. São Paulo: Integral, 1979.

Impresso por :

Graphium
gráfica e editora

Tel.:11 2769-9056